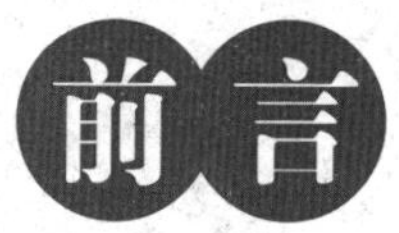

在华夏文明中，中医犹如一颗璀璨的明珠，闪耀着智慧的光芒。它承载着中华民族对生命、健康和自然的深刻理解，历经岁月的洗礼，至今仍在医学领域发挥着不可替代的作用。中医古方不仅是医学的结晶，更是文化的传承，记载着无数医家在医学领域的探索与实践，并以其独特的智慧和卓越的疗效护佑着华夏儿女的健康。

中医古方在传承中发展、在发展中传承，形成了一套系统且完善的医学体系。这些古方经过了无数次的临床实践检验，证明其疗效确切，配伍精妙，蕴含着深刻的医学之道，古方今用，具有重要的现实意义。随着现代生活方式的改变，许多现代疾病虽然表现各异，但在中医的辨证论治体系下，通常可以找到与之对应的古方进行治疗。通过古方今用，可以让更多的现代人了解中医、认识中医、相信中医，推动中医文化的传承与发展，增强民族自豪感和文化自信。另外，古方今用也为中西医结合提供了有益的借鉴和思路，促进了人类医学的多元化发展。

为了更好地传承中医古方，本书的出版尤为必要。本书分为上、下两篇，上篇精选了历代经典名方，详细论述了其出处、组成、用法、功用、主治等，系统地介绍了中医古方的应用；下篇详细介绍的常见中草药，可以当作健康知识的普及与自我药疗的辅助，以及中医文化知识的拓展。希望通过本书的介绍，能够让广大读者更好地感受中医古方的魅力，为医学工作者提供有益的参考，为中医爱好者开启一扇探索中医的大门。

中医讲究“辨证施治”，因个体差异不同，书中所列古方未必适合所有人，建议配合医院的诊断并遵医嘱使用，重大疾病请及时就医。

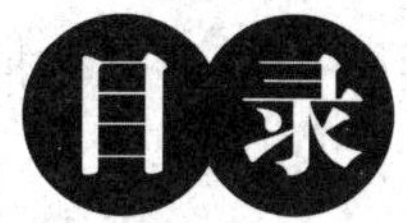

目录

上篇　古方今用

下篇　常见中草药

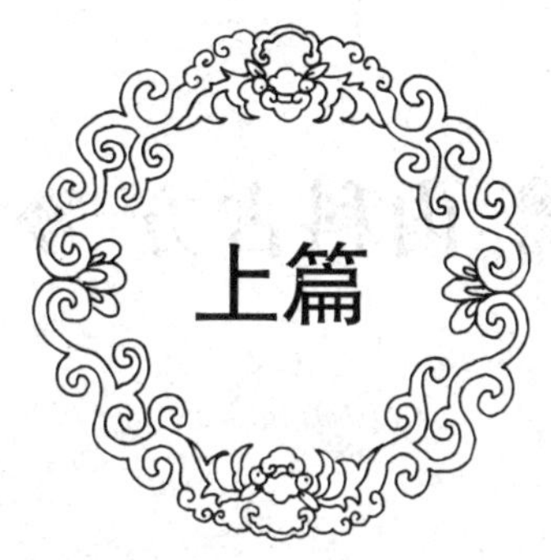

古方今用

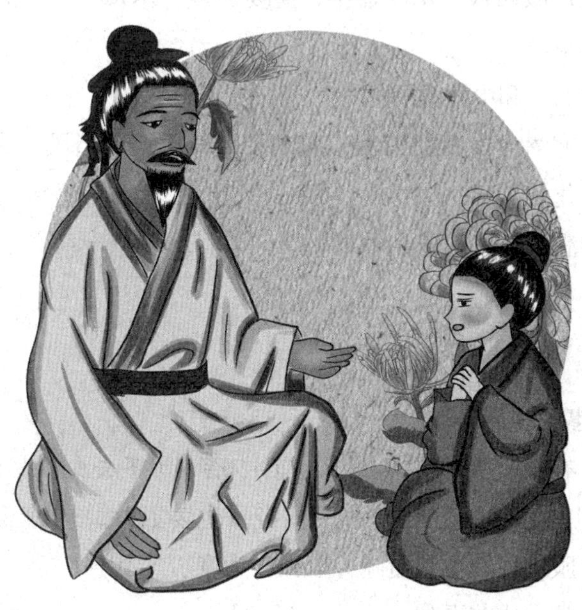

内科古方

◎感冒

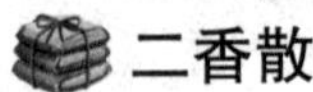

二香散

【出处】《世医得效方》

【组成】紫苏、陈皮、苍术、厚朴（去粗皮）、姜汁（拌炒）、甘草、扁豆各一两，香薷（去根）二两，香附子（炒）二两半。

【用法】为末，每服四钱，水一盏半，生姜三片，木瓜二片，葱白二根，水煎热服。

【功用】解表散邪，和中化湿。

【主治】感冒风寒暑湿，呕恶泻利，腹痛；瘴气，饮冷当风，头痛身热，伤食不化。

【加减】外感肿满，加车前子、木瓜。

三拗汤

【出处】《太平惠民和剂局方》

【组成】甘草（不炙）、麻黄（不去根、节）、杏仁（不去皮、尖）各等份。

【用法】㕮为粗散，每服五钱，水一盏半，生姜五片，同煎至一盏，去滓，口服，以衣被盖覆睡，取微汗为度。

【功用】疏风宣肺，止咳平喘。

【主治】感冒风邪，鼻塞声重，语音不出，或伤风伤冷，头痛目眩，四肢拘倦，胸满气短。

宁嗽化痰汤

【出处】《证治准绳》

【组成】桔梗、枳壳（麸炒）、半夏（姜汤泡七次）、陈皮、前胡、干葛、茯苓各一钱，紫苏一钱二分，麻黄（冬月加，夏月减）一钱，杏仁（炒，去皮、尖）、桑皮各一钱，甘草四分。

【用法】水二盅，姜三片，煎八分，食远热服。

【功用】宣肺散寒，化痰止咳。

【主治】感冒风寒，咳嗽痰白，鼻塞流涕，或恶寒发热，头疼身痛，脉浮而紧。

芎术香苏散

【出处】《卫生宝鉴》

【组成】川芎、香附、紫苏各四两，甘草（炙）一两，苍术、陈皮各二两。

【用法】为粗末，每服三五钱，水煎，去渣，热服，不拘时候，日三服。

【功用】理气解毒。

【主治】四时感冒，头痛发热，或鼻塞声重。

◎咳嗽

人参败毒散

【出处】《太平惠民和剂局方》

【别名】败毒散（《类证活人书》）

【组成】柴胡（去苗）、甘草（炙）、桔梗、人参（去芦）、芎䓖、茯苓（去皮）、枳壳（去瓤，麸炒）、前胡（去苗，洗）、羌活（去苗）、独活（去苗）各三十两。

【用法】为粗末，每服二钱，水一盏，入生姜、薄荷各少许，同煎七分，去滓，不拘时候，寒多则热服，热多则温服。

【功用】益气解表，散风除湿。

【主治】伤寒时气，头项强痛，壮热恶寒，身体烦疼，及寒壅咳嗽，鼻塞声重，风痰头痛，哕呕寒热。

五拗汤

【出处】《仁斋直指方论》引《澹寮方》

【组成】麻黄（不去节）、杏仁（不去皮）、甘草（生用）、荆芥穗、桔梗各等份。

【用法】咀，加生姜三片，同煎，温服。

【功用】祛风散寒，止咳平喘。

【主治】风寒咳嗽，肺气喘急。

【加减】咽痛甚者，加朴硝少许。

太平膏

【出处】《类证活人书》

【组成】紫菀、款冬花、杏仁霜各三两，知母、川贝母、茜根、薄荷末各二两，百药煎、粉草、海粉（飞净）各一两，诃子肉、儿茶各五钱。

【用法】研极细末，炼白蜜和药，不拘时噙化。

【功用】清热肃肺，止嗽利咽。

【主治】火烁肺金，气失清化，致干咳烦嗽，痰红咯血，呕血吐血，咽痛喉哑、喉痹，梅核气，肺痿等。

专翕大生膏

【出处】《温病条辨》

【组成】人参（无力者，以制洋参代之）、茯苓、鲍鱼、海参、白芍、麦冬（不去心）、阿胶、莲子、芡实各二斤，龟板（另熬胶）、鳖甲（另熬胶）、牡蛎、沙苑蒺藜、白蜜、枸杞子（炒黑）、猪脊髓各一斤，五味子半斤，羊腰子八对，鸡子黄二十枚，乌骨鸡一对，熟地黄三斤。

【用法】上药分四铜锅，忌铁器，搅用铜勺，以有情归有情者二，无情归无情者二，文火细炼六昼夜，去渣，再熬三昼夜，陆续合为一锅，煎炼成膏，末下三胶，合蜜和匀，以方中茯苓、白芍、莲子、芡实为细末，合膏为丸，每服二钱，渐加至三钱，日三服，约一日一两，期年为度。

【功用】培津养液，滋补肝肾。

【主治】燥久伤及肝肾之阴，上盛下虚，昼凉夜热，或干咳，或不咳，甚则痉厥者。

【加减】肝虚而热者，加天冬一斤，桑寄生一斤，同熬膏，再加鹿茸二十四两（为末）。

◎支气管哮喘

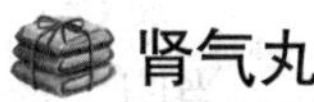

肾气丸

【出处】《金匮要略》

【别名】八味肾气丸（《金匮要略》）、崔氏八味丸（《金匮要略》）、金匮肾气丸（《内科摘要》）、桂附八味丸（《医方集解》）、桂附地黄丸（《医宗金鉴》）

【组成】干地黄八两，山药、山茱萸各四两，泽泻、牡丹皮、茯苓各三两，桂枝、附子（炮）各一两。

【用法】为末，炼蜜和丸，梧子大，酒下十五丸，加至二十五丸，日再服。

【功用】温补肾气。

【主治】肾气不足，腰酸脚软，肢体畏寒，少腹拘急，小便不利或频数，舌质淡胖，尺脉沉细；痰饮喘咳，水肿脚气，消渴，久泄，妇人转胞。现用于糖尿病、甲状腺功能减退、慢性肾炎、肾上腺皮质功能减退，以及支气管哮喘等属于肾气不足者。

◎肺脓肿

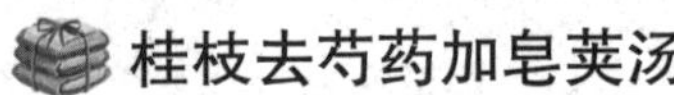

桂枝去芍药加皂荚汤

【出处】《备急千金要方》

【组成】桂枝、生姜各三两，甘草二两，皂荚一挺，大枣十二枚。

【用法】咀，以水七升，煮取三升，去滓，分三服。

【功用】疏风散邪，宣壅涤痰。

【主治】肺痈，吐涎沫，初起有表邪者。

太平丸

【出处】《十药神书》

【别名】噙化太平丸（《寿世保元》）

【组成】天门冬、麦门冬、知母、贝母、款冬花各二两，杏仁、当归、地黄、黄连、阿胶珠各一两五钱，蒲黄、京墨、桔梗、薄荷各一两，白蜜四两，麝香少许。

【用法】为细末，用银石器先下白蜜，炼熟后下诸药，搅匀再上火，入麝香，略熬三二沸，丸如弹子大，每日三食后细嚼一丸，薄荷煎汤缓缓化下。

【功用】清热润肺，化痰止血。

【主治】劳证久嗽，肺痿，肺痈。

宁肺桔梗汤

【出处】《医宗金鉴》

【组成】苦桔梗、贝母（去心）、当归、栝楼仁（研）、生黄芪、枳壳（麸炒）、甘草节、桑白皮（炒）、防己、百合（去心）、薏苡（炒）各八分，五味子、地骨皮、知母（生）、杏仁（炒，研）、苦葶苈各五分。

【用法】水二盅，姜三片，煎至八分，不拘时服。

【功用】清肺排脓，益气生肌。

【主治】肺痈溃后，脓腐不尽而兼里虚，胸膈胁肋隐痛不止，口燥咽干，烦闷多渴，自汗盗汗，眠卧不得，咳吐稠痰腥臭者。

◎肺结核

新定拯阴理劳汤

【出处】《医宗必读》

【别名】拯阴汤（《证治汇补》）、救阴理痨汤（《冯氏锦囊》）

【组成】牡丹皮、当归身（酒洗）、麦门冬（去心）各一钱，甘草（炙）四分，薏苡仁三钱，白芍药（酒炒）七分，北五味三分，人参六分，莲子（不去皮）三钱，橘红一钱，生地黄（忌铜铁器，酒姜汁炒透）二钱。

【用法】水二盅，枣一枚，煎一盅，分二次徐徐呷之。

【功用】滋阴益肺，清肝凉心。

【主治】肺痨，阴虚火动，皮寒骨热，食少痰多，咳嗽气短，倦怠心烦。

【加减】肺脉重按有力者，去人参；有血，加阿胶、童便；热盛，加地骨皮；泄泻，减归、地，加山药、茯苓；倦甚，用参三钱；咳有燥痰，加贝母、桑皮；嗽有湿痰，加半夏、茯苓；不寐、汗多，加枣仁。

润肺膏

【出处】《十药神书》

【组成】羊肺一具，杏仁（净研）、柿霜、真酥、真粉各一两，白蜜二两。

【用法】先将羊肺洗净，次将五味入水中搅黏，灌入肺中，白水煮熟，如常服食。

【功用】补肺润燥。

【主治】肺痨久嗽，甚则咳逆上气。

◎单纯性肥胖症

芎归六君子汤

【出处】《医方集解》

【组成】当归、芎䓖、人参、白术、茯苓、甘草、橘红、半夏各等份。

【用法】上药加姜，水煎服。

【功用】健脾化痰，和血调经。

【主治】形体肥胖，气虚痰滞经络，月经后期，经量涩少。

纯一丸

【出处】《辨证录》

【组成】白术、山药、芡实各二斤，薏苡仁半斤，肉桂四两，砂仁一两。

【用法】各为细末，炼蜜为丸，每日服一两，服一月。

【功用】健脾化湿。

【主治】男子肥胖，痰湿素盛，精中带湿，不易生子者。

◎食欲不振（纳差）

清热止带汤

【出处】《中医治法与方剂》

【组成】柴胡、香附、金铃子炭、龙胆草、苍术各三钱，夏枯草、银花藤、贯众、野菊花各五钱，土茯苓、蕺菜、蒲公英、红藤各一两，竹茹四钱。

【用法】水煎服。

【功用】清热解毒，调肝止带。

【主治】肝经湿热，发热。症见下腹疼痛拒按，胃纳差，恶心，白带多而腥臭，溺黄，大便秘结，苔黄腻，脉弦数。

苍术汤

【出处】《审视瑶函》

【组成】苍术（制）、白芍药、枳壳、白茯苓、白芷、广陈皮、川芎、炙半夏、升麻、炙甘草各等份。

【用法】锉末，生姜三片，白水二盅，煎至八分，食后服。

【功用】祛风化湿，理气健脾。

【主治】太阴经头风头痛，腹中胀痛，食欲不振者。

大健脾丸

【出处】《古今医统》

【别名】百谷丸（《古今医统》）

【组成】人参（清河者饭上蒸）、广陈皮（米泔浸）、白茯苓（饭上蒸）各二两，白术（无油者土炒）三两，枳实（饭上蒸）、青皮（米醋炒）、半夏曲（炒）、山楂肉（饭上蒸）各一两，谷芽（炒）、川黄连（用吴茱萸五钱浸，炒赤色，去茱萸）各一两六钱，广木香（不见火）五钱，白豆蔻仁（炒）五钱。

【用法】为末，长流水煮荷叶老米粥捣丸，绿豆大，每服百丸，食前白汤下。

【功用】健脾胃，去湿热，消食积，除痞满。

【主治】脾胃虚弱，湿热内停，食滞气阻，胸膈痞满，食欲不振，体倦乏力，大便不爽，苔腻微黄者。

黄芪建中汤

【出处】《金匮要略》

【别名】黄芪汤（《外台秘要》引《古今录验》）

【组成】桂枝（去皮）、生姜、甘草（炙）各三两，大枣十二枚，芍药六两，胶饴一升，黄芪一两半。

【用法】以水七升，煮取三升，去滓，纳胶饴，更上微火消解，温服一升，日三服。

【功用】温中补虚，缓急止痛。

【主治】虚劳里急，诸不足，小腹急痛，脐下虚满，面色萎黄，唇口干燥，胸中烦悸，少力身重，骨肉酸痛，行动喘乏，食欲不振，病后虚弱，自汗盗汗。

【加减】气短腹满者，加生姜；腹满者，去枣，加茯苓一两半；治疗肺虚损不足，补气加半夏三两。

开胃健脾丸

【出处】《中医治法与方剂》

【组成】苍术、厚朴、陈皮、枳实各二钱。

【用法】丸剂，每服六分至一钱，日服二次，开水送下。

【功用】开胃健脾，和中除满。

【主治】脾胃不和，脘腹胀满，呕吐吞酸，食欲不振。

香附散

【出处】《妇人大全良方》引陈景初方

【别名】天仙藤散（《校注妇人大全良方》）

【组成】天仙藤（洗，略炒）、香附子（炒）、陈皮、甘草、乌药各等份。

【用法】为细末，每服三钱，用水一盏半，加生姜三片，木瓜三片，苏叶三叶，煎至七分，放温澄清，空心时服，日三次。

【功用】理气行水。

【主治】妊娠三月之后，两足至腿膝渐肿，行步艰辛，喘闷，食欲不振，似水气状，甚或脚趾间有黄水出。

牛膝苁蓉丸

【出处】《圣济总录》

【组成】牛膝（切，酒浸，焙）、肉苁蓉（酒浸三日，焙干）各二两，补骨脂（炒）、葫芦巴、茴香子（炒）、枸杞子、楝实、巴戟天（去心）、白附子（炮）、附子（炮裂，去皮、脐）、青盐、羌活（去芦头）、独活（去芦头）、蜀椒（去目并合者，炒出汗）、白蒺藜（炒）、黄芪（锉，炒）各一两。

【用法】捣罗为细末，分三处，将两处药用前浸牛膝、苁蓉酒煮面糊为丸，如梧桐子大，空心温盐酒下二十丸至三十丸。服一月，面上红，脐下暖，进酒食，减昏困为验。余药为散，如伤冷腹痛，用羊肾或羊肉，上掺药一钱匕，青盐半钱匕，炙得香熟吃，以温酒下；如患小肠气及小便赤涩，每服一钱匕，入茴香子、青盐各少许，水一盏，煎至八分，空心食前服。

【功用】温肾壮阳，祛风通络。

【主治】肾脏虚冷，脐下有冷感，腰膝疼痛，面色萎黄，神疲乏力，头目昏眩，食欲不振者。

六君子汤

【出处】《校注妇人良方》

【组成】人参、白术、茯苓各二钱，甘草（炙）、陈皮、半夏各一钱。

【用法】加姜、枣，水煎服。

【功用】补气健脾，和中化痰。

【主治】脾虚兼痰，气短咳嗽，痰白清稀，或呕吐、食欲不振。

【加减】若中气虚寒假热，误服寒凉克脾，以致四肢发热，口干舌燥，呕吐，寒气格阳于外，须臾，加姜、桂；不应，急加附子。

◎食滞

大安丸

【出处】《丹溪心法》

【组成】山楂、白术各二两，神曲（炒）、半夏、茯苓各一两，陈皮、莱菔子、连翘各半两。

【用法】上为末，粥糊丸服。

【功用】消食健脾。

【主治】食积兼脾虚证。症见饮食不消，脘腹胀满，纳少肢倦，大便稀溏，以及小儿食积。

大健脾丸

【出处】《古今医统》

【别名】百谷丸（《古今医统》）

【组成】人参（清河者饭上蒸）、广陈皮（米泔浸）、白茯苓（饭上蒸）各二两，白术（无油者土炒）三两，枳实（饭上蒸）、半夏曲（炒）、青皮（米醋炒）、山楂肉（饭上蒸）各一两，谷芽（炒）、川黄连（用吴茱萸五钱浸，炒赤色，去茱萸）各一两六钱，广木香（不见火）、白豆蔻仁（炒）各五钱。

【用法】为末，长流水煮荷叶老米粥捣丸，绿豆大，每服百丸，食前白汤下。

【功用】健脾胃，去湿热，消食积，除痞满。

【主治】脾胃虚弱，湿热内停，食滞气阻，胸膈痞满，食欲不振，体倦乏力，大便不爽，苔腻微黄者。

保和丸

【出处】《丹溪心法》

【组成】山楂六两，神曲二两，半夏、茯苓各三两，陈皮、连翘、莱菔子各一两。

【用法】上为末，炊饼为丸，如梧桐子大，每服七八十丸，食远白汤下。

【功用】消食化滞，理气和胃。

【主治】食积证。症见脘腹痞满胀痛，嗳腐吞酸，恶食呕逆，或大便泄泻，舌苔厚腻，脉滑。

木香大安丸

【出处】《痘疹世医心法》

【组成】木香二钱，黄连、陈皮、白术各三钱，连翘、枳实、山楂肉、莱菔子（炒）、神曲（炒）、麦芽（炒）、砂仁各一钱五分。

【用法】为末，神曲煮糊为丸，陈仓米汤下。

【功用】健脾理气，消食化积。

【主治】小儿食滞，头温腹热，大便酸臭，嗳气恶食，烦不安眠，口干作渴。

启脾丸

【出处】《古今医鉴》

【组成】人参、白术（去芦）、白茯苓（去皮）、干山药、莲肉（去心、皮）各一两，山楂（去核，取肉，炙）、陈皮（炙）、泽泻（炙）、甘草（炙）各五钱。

【用法】为细末，炼蜜为丸，如绿豆大，每服三四十丸，空心米汤送下，或为饼，以米饮研化服。

【功用】健脾化湿，和胃消食。

【主治】中虚食滞有湿，形体虚羸，不思饮食，嗳腐酸臭，大便溏薄，苔腻或垢浊，脉濡弱。

◎消化不良

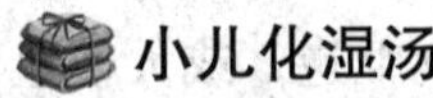

小儿化湿汤

【出处】《朱仁康临床经验集》

【组成】苍术、陈皮、茯苓各一钱二分，炒麦芽一钱八分，六一散（包）一钱二分。

【用法】水煎服。

【功用】健脾化湿。

【主治】婴幼儿湿疹，兼有消化不良，纳食不多，乳积等。

◎急性胃肠炎

甘露消毒丹

【出处】《温热经纬》

【别名】普济解毒丹（《温热经纬》）、甘露消毒丸（《中药制剂手册》）

【组成】滑石十五两，茵陈十一两，黄芩十两，菖蒲六两，川贝母、木通各五两，藿香、射干、连翘、薄荷、白豆蔻各四两。

【用法】为细末，每服三钱，日二次，开水调服，或以神曲为糊丸，弹子大，温开水化服。

【功用】化浊利湿，清热解毒。

【主治】湿温初起，邪在气分，湿热并重。症见身热困倦，胸闷腹胀，无汗而烦；或有汗而热不退，尿赤便秘；或泻而不畅，有热臭气；或咽痛颐肿，舌苔黄腻或厚腻。近代也用于治疗肠伤寒、传染性黄疸型肝炎、急性胃肠炎等属于湿热并重者。

驾轻汤

【出处】《霍乱论》

【组成】鲜竹叶、生扁豆各四钱，香豉（炒）、石斛各三钱，枇杷叶（刷）二钱，橘红（盐水炒）、陈木瓜各一钱，焦山栀一钱五分。

【用法】水煎，温服。

【功用】清热祛湿，和中养阴。

【主治】霍乱后余邪未清，身热口渴，及余热内蕴，身冷脉沉，汤药不下而发呃逆者。

蒿芩清胆汤

【出处】《重订通俗伤寒论》

【组成】青蒿、黄芩、半夏、枳壳各三钱，陈皮二钱，茯苓四钱，竹茹一钱，碧玉散（包）四钱。

【用法】水煎服。

【功用】清胆利湿，和胃化痰。

【主治】湿遏热郁，寒热如疟，寒轻热重，胸闷口苦，吐酸苦水，或呕黄涎而黏，甚则干呕呃逆，胸胁胀痛，小便短少黄赤，舌红苔白，脉弦滑数。

归气饮

【出处】《景岳全书》

【组成】熟地三五钱，茯苓、扁豆各二钱，干姜（炮）、丁香、陈皮各一钱，藿香一钱五分，炙甘草八分。

【用法】水一盅半，煎七分，食远温服。

【功用】温脾肾，降逆气。

【主治】气逆不顺，呃逆呕吐，或寒中脾肾等。

【加减】中气寒甚者，加制附子；肝肾寒甚者，加吴茱萸、肉桂或加当归。

托里温中汤

【出处】《卫生宝鉴》

【组成】沉香、丁香、益智仁、茴香、陈皮各一钱，木香一钱半，甘草（炙）二钱，羌活、干姜（炮）三钱，黑附子（炮，去皮、脐）四钱。

【用法】㕮咀，作一服，水三盏，生姜五片，煎至一盏，去渣，温服，不拘时，忌一切冷物。

【功用】温脾暖肾，托里散寒。

【主治】疮为寒变而内陷者，脓出清稀，皮肤凉，心下痞满，肠鸣切痛，大便微溏，食则呕逆，气短促，呃逆不绝，不得安卧，时发昏愦。

丁香散

【出处】《三因极一病证方论》

【组成】丁香、柿蒂各一钱，甘草（炙）、良姜各半钱。

【用法】为末，用热汤点二钱，趁热服，不以时。

【功用】温中祛寒，降逆止呃。

【主治】胃中寒冷，呃逆胸满。

丁香柿蒂汤

【出处】《症因脉治》

【组成】丁香、柿蒂、人参、生姜。

【用法】水煎服。

【功用】降逆止呃，温中益气。

【主治】胃气虚寒之呃逆。症见呃逆不已，胸脘痞闷，舌淡苔白，脉沉迟。

柿蒂汤

【出处】《济生方》

【组成】柿蒂、丁香各一两。

【用法】㕮咀，每服四钱，水一盏半，姜五片，煎至七分，去滓服，不拘时候。

【功用】温中降逆。

【主治】胸满，呃逆不止。

木香顺气散

【出处】《景岳全书》引《医学统旨》

【组成】木香、香附、槟榔、青皮、陈皮、厚朴（制）、苍术、枳壳、砂仁各一钱，甘草（炙）五分。

【用法】水二盅，姜三片，煎八分，食远服。

【功用】疏肝理气，和中降逆。

【主治】气滞腹痛，胁肋胀痛，呃逆纳呆。

顺气消滞汤

【出处】《寿世保元》

【组成】陈皮、半夏（姜炒）、神曲（炒）、香附各二钱，白茯苓（去皮）三钱，丁香三分，柿蒂二个，黄连（姜炒）二分，白术一钱五分，竹茹四钱，甘草八分。

【用法】上锉，生姜五片，水煎服。

【功用】顺气消滞，降逆和胃。

【主治】饱食气滞呃逆，连声不止者。

◎胃痛

连附六一汤

【出处】《医学正传》

【组成】黄连六钱，附子（炮，去皮、脐）一钱。

【用法】细切，作一服，加生姜三片，大枣一枚，水一盏半，煎至一盏，去渣，稍热服。

【功用】泻肝火，止胃痛。

【主治】胃脘痛甚，诸药不效者。

肝气犯胃方

【出处】《杂病源流犀烛》

【组成】乌药汁、枳实汁各七匙，白芍汁二十匙，木香汁五匙，灶心土一钱，炒砂仁三分。

【用法】将后二味煎汤冲诸汁服。

【功用】疏肝和胃，理气止痛。

【主治】肝气犯胃，胃痛上支两胁，饮食不下，膈咽不通，食入即痛，吐出乃止。

◎呕吐

四味香薷饮

【出处】《医学心悟》

【别名】四物香薷饮（《医方集解》）

【组成】香薷、扁豆、厚朴（姜汁炒）各一钱半，甘草五分。

【用法】水煎服。

【功用】祛暑解表，化湿和中。

【主治】风寒闭暑之证。症见头痛发热，烦心口渴，或呕吐泄泻，发为霍乱，或两足转筋。

【加减】若兼风寒，加荆芥、秦艽、蔓荆子；若兼霍乱吐泻，烦心口渴，加黄连；若两足转筋，加木瓜、茯苓；若风暑相搏，而发搐搦者，加羌活、钩藤。

加减藿香正气散

【出处】《医便》

【组成】藿香一钱五分，白芷、川芎、紫苏叶、半夏、苍术各一钱，白术、白茯苓、陈皮、厚朴（姜制）各八分，甘草三分。

【用法】加生姜三片，大枣一枚，水煎空腹热服。

【功用】解表化湿，辟恶止呕。

【主治】非时伤寒，头疼憎寒壮热，痞满呕吐，时行疫疠，山岚瘴疟，不服水土。

平胃散

【出处】《医方类聚》引《简要济众方》

【别名】受拜平胃散（《杂类名方》）、对金饮子（《太平惠民和剂局方》）、节金饮子（《普济方》）、神效平胃散（《保命歌括》）

【组成】苍术（去黑皮，捣为粗末，炒黄色）四两，厚朴（去粗皮，涂生姜汁，炙令香熟）三两，陈皮（洗令净，焙干）二两，甘草（炙黄）一两。

【用法】捣罗为散，每服二钱，入生姜二片，大枣二枚，水煎，空腹温服。

【功用】燥湿运脾，行气和胃。

【主治】湿困脾胃，脘腹胀满，不思饮食，口淡无味，呕吐恶心，嗳气吞酸，常多泄泻，肢体沉重，怠惰嗜卧，舌苔白腻而厚，脉缓。

甘草干姜茯苓白术汤

【出处】《金匮要略》

【别名】甘姜苓术汤（《金匮要略》）、肾着汤（《备急千金要方》）

【组成】甘草、白术各二两，干姜、茯苓各四两。

【用法】以水五升，煮取三升，分温三服，腰中即温。

【功用】温中散寒，健脾除湿。

【主治】身劳汗出，衣里冷湿，而致肾着，身重，腰及腰以下冷痛，如坐水中，腹重，口不渴，小便自利，饮食如故。兼治呕吐腹泻，妊娠下肢浮肿，小便失禁，带下等。

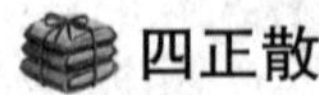四正散

【出处】《医醇剩义》

【组成】藿香一钱五分，茅术、厚朴、砂仁、广皮、半夏各一钱，茯苓二钱，神曲三钱，淡竹叶八分。

【用法】为细末，水煎，加姜汁两小匙服。

【功用】燥湿和中，降逆止呕。

【主治】暑月饮食不节，外感不正之气所致的呕吐。

和中散

【出处】《阎氏小儿方论》

【组成】人参（切，去顶，焙）、白茯苓、白术、甘草（锉，炒）、干葛（锉）、黄芪（切，焙）、白扁豆（炒）、藿香叶各等份。

【用法】为细末，每服三钱，水一盏，干枣二个（去核）、姜五片，煎八分，食前温服。

【功用】健脾和胃，化湿止泻。

【主治】湿浊困阻脾胃，呕吐泄泻，心烦口渴，腹痛不思食。

泽泻汤

【出处】《金匮要略》

【组成】泽泻五两，白术二两。

【用法】以水二升，煮取一升，分温再服。

【功用】健脾利水，蠲除痰饮。

【主治】心下有支饮，清阳不升，浊阴上犯，头昏目眩，甚者视物旋转，恶心呕吐，或小便不利，舌苔薄腻，脉弦滑。

茯苓泽泻汤

【出处】《金匮要略》

【组成】茯苓半斤，泽泻、生姜各四两，甘草、桂枝各二两，白术三两。

【用法】以水一斗，煮取三升，纳泽泻，再煮取二升半，温服八合，日三服。

【功用】利水化饮。

【主治】饮阻气逆，反复呕吐，渴欲饮水，兼头眩、心下悸者。

茯苓桂枝白术甘草汤

【出处】《伤寒论》

【别名】苓桂术甘汤（《金匮要略》）、桂苓甘术汤（《医宗金鉴》）

【组成】茯苓四两，桂枝（去皮）三两，白术、甘草（炙）各二两。

【用法】以水六升，煮取三升，去滓，分温三服。

【功用】健脾利水，温化痰饮。

【主治】脾虚水停，心下逆满，气上冲胸，目眩，脉沉紧；中阳不足，痰饮内停，胸胁支满，目眩心悸，咳而气短，呕吐痰涎，舌苔白滑，脉弦滑。

神术散

【出处】《医学心悟》

【组成】苍术（陈土炒）、陈皮、厚朴（姜汁炒）各二斛，甘草（炙）十二两，藿香八两，砂仁四两。

【用法】共为末，每服二三钱，开水调下。

【功用】燥湿理气，芳化和中。

【主治】时行不正之气，发热头痛，伤食停饮，胸满腹痛，呕吐泻痢。

葛花解酲汤

【出处】《脾胃论》

【别名】葛花解酒汤（《普济方》引《医方大成》）、解酲汤（《脉因证治》）

【组成】莲花青皮（去瓤）三分，木香五分，橘皮（去白）、人参（去芦）、猪苓（去黑皮）、白茯苓各一钱五分，神曲（炒黄）、泽泻、干生姜、白术各二钱，白豆蔻仁、葛花、砂仁各五钱。

【用法】为极细末，秤，和匀，每服三钱匕，白汤调下，但得微汗，酒病去除。

【功用】分消酒湿，温中健脾。

【主治】饮酒太过，呕吐痰逆，心神烦乱，胸膈痞塞，手足战摇，饮食减少，小便不利。

大蓟散

【出处】《世医得效方》

【别名】大蓟饮子（《东医宝鉴》）

【组成】大蓟根（洗）、犀角（镑）、升麻、桑白皮（炙）、蒲黄（炒）、杏仁（去皮、尖）、桔梗（去芦，炒）各一两，甘草半两。

【用法】㕮咀，每服四钱，水一盏半，姜五片，煎至八分，去滓，温服，不拘时候。

【功用】清肺解毒，凉血止血。

【主治】饮啖辛热，热邪伤肺，呕吐出血之肺疽。

太清饮

【出处】《景岳全书》

【组成】知母、石斛各一钱半，石膏（生用）五七钱。

【用法】水一盅半，煎七分，温服或冷服。

【功用】清胃泻火。

【主治】胃火烦热，呕吐口渴，发斑发狂等。

石膏竹茹汤

【出处】《圣济总录》

【组成】石膏二两，竹茹（焙）、人参、白茅根、半夏（汤洗七遍，炒）各一两，玄明粉、桔梗（炒）、甘草（炙，锉）、葛根（锉）各半两。

【用法】粗捣筛，每服五钱，水一盏半，入生姜五片，同煎至八分，去滓，温服。

【功用】清热降逆，益气和中。

【主治】上焦热壅，见食呕吐，头痛目赤。

竹茹汤

【出处】《普济本事方》引孙兆方

【组成】干葛三两，甘草（炙）、半夏（姜汁半盏，浆水一升，煮耗半）各三分。

【用法】为粗末，每服五钱，水二盏，生姜三片，竹茹一弹子大，枣一个，同煎至一盏，去滓，温服。

【功用】清胃降逆，和中止呕。

【主治】胃有热邪，呕吐不止，心烦喜冷，手足心热者。

竹茹石膏汤

【出处】《医宗金鉴》

【组成】半夏（姜制）、赤苓、陈皮、竹茹、生甘草、石膏（煅）。

【用法】引用生姜，水煎服。

【功用】清胃和中。

【主治】麻疹火邪内逼，胃气冲逆，恶心呕吐。

苏叶黄连汤

【出处】《湿热病篇》（原书无方名，据《中医妇科学》补）

【组成】川连三四分，苏叶二三分。

【用法】煎汤服。

【功用】清热化湿，和胃止呕。

【主治】湿热证，呕恶不止。亦治妊娠呕吐。

◎腹泻

沉香槟榔丸

【出处】《活幼心书》

【组成】沉香、槟榔、檀香、木香、丁皮、三棱（炮，锉）、莪术（炮，锉）、神曲（炒）、谷芽（洗，焙）、厚朴（洗，焙）、苍术（洗，焙）、使君子肉（锉，以屋瓦焙干）、青皮（去白）、陈皮（去白）、缩砂仁、益智仁、净香附、枳壳、良姜各半两，粉草（炙）一两半。

【用法】为细末，水煮面糊丸，如麻仁大，每服三十丸至五十丸，温米清汤无时送下。小儿不能吞咽，炼蜜为丸，如芡实大，每服一丸至二丸。温汤化服。

【功用】理气调中，消积开胃。

【主治】伤食停寒在里，面黄肌瘦，脾胃气滞，脘腹冷痛，不思饮食，呕吐、腹泻、虫积等。

香砂平胃散

【出处】《万病回春》

【组成】香附（炒）、苍术（米泔制，炒）、陈皮各一钱，砂仁七分，木香、甘草各五分，枳实（麸炒）、藿香各八分。

【用法】锉，姜一片，水煎服。

【功用】理气行滞，和中化湿。

【主治】伤食气滞，腹胀饱闷，恶心，嗳气少食。

【加减】肉食不化，加山楂、草果；米粉、面食不化，加神曲、麦芽；生冷瓜果不化，加干姜、青皮；饮酒伤者，加黄连、干葛、乌梅；吐泻不止，加茯苓、半夏、乌梅，去枳实。

香砂养胃汤

【出处】《万病回春》

【组成】香附（炒）、砂仁、苍术（米泔制，炒）、厚朴（姜汁炒）、陈皮、茯苓（去皮）各八分，白术（去芦）一钱，人参、木香各五分，白豆蔻（去壳）七分，甘草（炙）。

【用法】锉，姜、枣煎服。

【功用】健脾和胃，理气行滞。

【主治】脾胃不和，不思饮食，口不知味，痞闷不舒。

【加减】脾胃寒，加干姜、官桂；食不化，加山楂、草果；米粉、面食不化，加神曲、麦芽；生冷瓜果不化，加槟榔、干姜；胸腹饱闷，加枳壳、莱菔子、大腹皮；伤食胃脘痛，加木香、枳实、益智；伤食泄泻，加干姜、乌梅、白术；伤食恶心呕吐，加藿香、丁香、半夏、乌梅、干姜。

◎腹痛

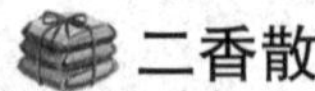

二香散

【出处】《世医得效方》

【组成】紫苏、陈皮、苍术、厚朴（去粗皮）、姜汁（拌炒）、甘草、扁豆各一两，香薷（去根）二两，香附子（炒）二两半。

【用法】为末，每服四钱，水一盏半，生姜三片，木瓜二片，葱白二根，水煎热服。

【功用】解表散邪，和中化湿。

【主治】感冒风寒暑湿，呕恶泻利，腹痛；瘴气，饮冷当风，头痛身热，伤食不化。

【加减】外感肿满，加车前子、木瓜。

消暑十全饮

【出处】《杂病源流犀烛》

【组成】香薷一钱半，扁豆、厚朴、苏叶、白术、赤茯苓、藿香、木瓜、檀香各一钱，甘草五分。

【用法】水煎服。

【功用】祛暑解表，和中化湿。

【主治】胃有痰饮，又感暑气，腹痛水泻，恶心呕吐。

连朴饮

【出处】《霍乱论》

【组成】制厚朴二钱，川连（姜汁炒）、石菖蒲、制半夏各一钱，香豉（炒）、焦山栀各三钱，芦根二两。

【用法】水煎，温服。

【功用】清热燥湿，理气化浊。

【主治】湿热蕴伏之霍乱。症见吐泻腹痛，胸脘痞闷，口渴心烦，小便短赤，舌苔黄腻者。

白头翁汤

【出处】《伤寒论》

【组成】白头翁二两，黄柏、黄连、秦皮各三两。

【用法】以水七升，煮取二升，去滓，温服一升。不愈，更服一升。

【功用】清热解毒，凉血止痢。

【主治】痢疾，热毒深陷血分者，症见腹痛，里急后重，下利赤白脓血，赤多白少，肛门灼热，口渴欲饮，舌红苔黄，脉弦数。

加味白头翁汤

【出处】《温病条辨》

【组成】白头翁、黄芩各三钱，秦皮、黄连、黄柏、白芍各二钱。

【用法】水八杯，煮取三杯，分三次服。

【功用】清热解毒，凉血止痢。

【主治】热痢，下重腹痛，脉左大右小。

芍药汤

【出处】《素问病机气宜保命集》

【组成】芍药一两，当归、黄连各半两，槟榔、木香、甘草（炙）各二钱，大黄三钱，黄芩半两，官桂一钱半。

【用法】㕮咀，每服半两，水二盏，煎至一盏，食后温服。

【功用】和血调气，清热化湿。

【主治】湿热痢疾，腹痛下痢脓血，赤白相兼，里急后重，肛门灼热，尿短色赤，舌苔黄腻，脉滑数。

【加减】若圊如血痢，则渐加大黄；如汗后脏毒，加黄柏半两。

栀子仁散

【出处】《太平圣惠方》

【组成】栀子仁半两，黄柏（微炙，锉）三分，当归（锉，微炒）半两，地榆（微炙，锉）三分，黄连（去须，微炒）一两。

【用法】捣细罗为散，每服以粥饮调下半钱，日三四服，量儿大小，加减服之。

【功用】清热解毒，凉血和血。

【主治】小儿热痢，腹痛，心烦口干，小便赤黄，不欲饮食。

黄芩汤

【出处】《伤寒论》

【别名】黄芩芍药汤（《痘疹世医心法》）

【组成】黄芩三两，芍药、甘草（炙）各二两，大枣（擘）十二枚。

【用法】以水一斗，煮取三升，去滓，温服一升，日再，夜一服。

【功用】清热止痢，和中止痛。

【主治】伤寒太阳与少阳合病，身热口苦，腹痛下利；痢疾或腹泻，身热不恶寒，腹痛口苦，舌红苔薄黄，脉弦数。

黄芩芍药汤

【出处】《素问病机气宜保命集》

【组成】黄芩、芍药各一两，甘草五钱。

【用法】为粗末，每服半两，水一盏半，煎至一盏，滤清，温服，无时。

【功用】清热止痢，和血止痛。

【主治】泻痢腹痛，脓血黏稠，或后重身热，久而不愈，脉洪疾者。

【加减】如痛甚，加桂少许。

清热化滞汤

【出处】《寿世保元》

【组成】黄连（吴茱萸煎汤，拌炒）、白芍药、陈皮、白茯苓（去皮）、枳壳（去瓤，炒）、黄芩、甘草各等份。

【用法】上锉一剂，用生姜一片，水煎，空腹温服。

【功用】清热化滞。

【主治】小儿热毒积滞，下痢腹痛。

【加减】初起积热正炽，加大黄、芒硝；血痢，加酒炒黄芩、当归、地榆；白痢，加厚朴、枳壳；赤白并下，加川芎、归尾、桃仁、红花、滑石、陈皮、干姜炒黑；里急后重，加木香、槟榔；腹痛，加白芍、川芎、延胡索、枳壳；小便赤少，加木通、猪苓、泽泻。

豆蔻香连丸

【出处】《证治准绳》

【别名】木香丸（《证治准绳》）

【组成】黄连（炒）三分，肉豆蔻、木香各一钱。

【用法】上为细末，粟米饭丸，米粒大，每服十丸至二三十丸，三岁、五岁服二丸。药性热，不宜多服，忌生冷。

【功用】协调寒热，理气化滞。

【主治】泻痢不拘寒热赤白，阴阳不调，腹痛肠鸣切痛。

奔豚汤

【出处】《金匮要略》

【组成】甘草、芎䓖、当归、黄芩、芍药各二两，生葛五两，半夏、生姜各四两，甘李根白皮一升。

【用法】以水二斗，煮取五升，温服一升，日三夜一服。

【功用】养血平肝，和胃降逆。

【主治】肝郁化热之奔豚，症见气上冲胸，腹痛，往来寒热。

香连治中汤

【出处】《重订通俗伤寒论》

【组成】广木香八分，潞党参（米炒）二钱，黑炮姜三分，炒广皮一钱，小川连（醋炒）、小青皮各六分，生冬术一钱半，清炙草五分。

【用法】水煎服。

【功用】清肝健脾，和中止泻。

【主治】肝旺脾虚，大便飧泄，肠鸣腹痛，欲泄而不得畅泄，里急后重，脉左弦右弱。

痛泻要方

【出处】《丹溪心法》（原书无方名，今据《医学正传》补）

【别名】白术芍药散（《古今医统》）

【组成】炒白术三两，芍药（炒）、防风各二两，陈皮（炒）一两半。

【用法】或煎，或散，或丸皆可用。

【功用】补脾泻肝。

【主治】肝强脾弱，肠鸣腹痛，大便泄泻，泻必腹痛之痛泻证。

◎胸腹满闷

神解散

【出处】《伤寒瘟疫条辨》

【组成】白僵蚕（酒炒）、车前子（炒研）、黄芩（酒炒）、黄连、黄柏（盐水炒）、桔梗各一钱，蝉蜕五个，生地黄二钱，神曲、金银花各三钱。

【用法】水煎，去渣，入冷黄酒半小杯，蜜三匙，和匀冷服。

【功用】疏风清热，解毒渗湿。

【主治】温病初觉，憎寒体重，壮热头痛，四肢无力，偏身酸痛，口苦咽干，胸腹满闷者。

三仁汤

【出处】《温病条辨》

【组成】杏仁、半夏各五钱，白通草、白蔻仁、竹叶、厚朴各二钱，生薏仁、飞滑石各六钱。

【用法】甘澜水八碗，煮取三碗，每服一碗，日三服。

【功用】清热利湿，宣化湿浊。

【主治】湿温初起，头痛恶寒，身重疼痛，舌白不渴，面色淡黄，胸闷不饥，午后身热，状若阴虚，脉弦细而濡者。

甘露消毒丹

【出处】《医效秘传》

【组成】飞滑石十五两，淡黄芩十两，绵茵陈十一两，石菖蒲六两，川贝母、木通各五两，藿香、连翘、白蔻仁、薄荷、射干各四两。

【用法】生晒研末，每服三钱，开水调下，或神曲糊丸，如弹子大，开水化服亦可。

【功用】利湿化浊，清热解毒。

【主治】湿温时疫之湿热并重证。症见发热口渴，胸闷腹胀，肢酸倦怠，颐咽肿痛，或身目发黄，小便短赤，或泄泻淋浊，舌苔白腻或黄腻或干黄，脉濡数或滑数。

芳香逐秽汤

【出处】《暑病证治要略》

【组成】广藿香、全青蒿、佩兰各一钱五分，白蔻仁八分，薄荷一钱，苦杏仁、西瓜翠衣各三钱，扁豆花一钱半，广郁金、金银花各二钱，荷花瓣二朵。

【用法】水煎服。

【功用】清凉解暑，芳香逐秽。

【主治】暑夹秽恶，伤于三焦气分，面垢，头胀痛，身热汗少，烦渴胸闷，腹痞哕逆，腹痛，溲赤短少，舌黄糙腻而燥，脉滞涩。

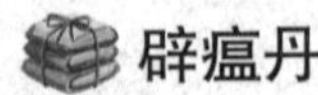

辟瘟丹

【出处】《寿世保元》

【组成】茅术十六两七钱，台乌药、黄连、羌活、白术各八两三钱，川芎、草乌、细辛、紫草、独活、防风、甘草、藁本、白芷、香附、荆芥、天麻、官桂、甘松、干姜、山柰、麻黄、牙皂、麝香、芍药各四两二钱。

【用法】上药共研细末，红枣肉为丸。每服二至三钱，日服两次，温开水化服。

【功用】化湿辟浊，发散，止呕止泻。

【主治】湿浊中阻，或中暑发痧，恶寒发热，恶心胸闷，腹痛吐泻，神志不清。

蒿芩清胆汤

【出处】《通俗伤寒论》

【组成】青蒿脑钱半至二钱，淡竹茹、赤茯苓各三钱，青子芩钱半至三钱，生枳壳、仙半夏、陈广皮各钱半，碧玉散（滑石、甘草、青黛包）三钱。

【用法】水煎服。

【功用】清胆利湿，和胃化痰。

【主治】少阳湿热痰浊证。症见寒热如疟，寒轻热重，口苦膈闷，吐酸苦水，或呕黄涎而黏，甚则干呕呃逆，胸胁胀痛，小便黄少，舌红苔白腻，间现杂色，脉数而右滑左弦。

推广苍朴二陈汤

【出处】《症因脉治》

【组成】熟半夏、广皮、甘草、白茯苓、熟苍术、厚朴。

【用法】水煎服。

【功用】理气化痰，和胃降逆。

【主治】痰饮停于肺胃，胸闷喘咳，呕逆不渴者。

【加减】身热口渴加葛根，小便不利加泽泻，脉数者加山栀、川连，脉迟加煨姜。

◎痢疾、肠炎

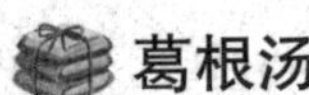葛根汤

【出处】《伤寒论》

【组成】葛根四两，麻黄（去节）、生姜（切）各三两，桂枝（去皮）、甘草（炙）、芍药各二两，大枣（擘）十二枚。

【用法】以水一斗，先煮麻黄、葛根减六升，去白沫，纳诸药，煮取三升，去滓，温服一升。覆取微似汗，余如桂枝法将息及禁忌。

【功用】发汗解表，舒筋止痉，透疹治痢。

【主治】外感风寒表实，恶寒发热，头痛，项背强几几，身痛无汗，腹微痛，或下利，或干呕，或微喘，舌淡苔白，脉浮紧；或痉病，恶寒发热，头痛，项强几几然，气上冲胸，口噤不得语，无汗而小便反少，口不渴，苔白，脉浮紧者，及麻疹、痢疾初起，见上述症状者。

开噤散

【出处】《医学心悟》

【组成】人参、黄连（姜水炒）各五分，石菖蒲（不见铁）七分，丹参三钱，石莲子（去壳）、茯苓、陈皮、冬瓜仁（去壳）各一钱五分，陈米一撮，荷蒂二个。

【用法】水煎服。

【功用】益胃化浊，清肠止痢。

【主治】噤口痢疾，火盛气虚，下痢呕逆，食不得入。

万应锭

【出处】《饲鹤亭集方》

【组成】川黄连、胡黄连、明乳香、净没药、孩儿茶、生大黄、延胡索各二两，麒麟竭、明天麻、真熊胆各一两，陈京墨四两，自然铜五钱，梅花、冰片、原麝香各二分。

【用法】共为细末，用人乳化熊胆杵和成锭，如鼠粪样，飞金为衣，瓷瓶密贮，用时大人每服四分至五分，小儿每服二分至三分，俱用凉水送下，外用以醋磨敷患处。

【功用】清热解毒，行血化瘀，息风开窍。

【主治】痰火中风，半身不遂；湿痧，伤寒，中暑，痢疾，霍乱，瘟毒，黄病，疟疾；小儿痘疹，惊风；妇人经行腹痛；疔毒归心，痔疮，漏疮，喉闭，乳蛾，牙痛，牙疳；无名肿毒。

四味香连丸

【出处】《医学入门》

【组成】黄连（炒）十两，大黄（酒煨）四两，木香二两，槟榔一两。

【用法】为末，糊丸如绿豆大，每七十丸，空心米饮下。

【功用】清热泻火，调气行滞。

【主治】痢疾初起，不问赤白。

【加减】如下痢色黑者，重用大黄；色紫者，加地榆；色红者，加黄芩；色白者，加肉桂；色黄者，加山楂；水泄者，加粟壳；痛甚者，重用木香，加山栀。各煎汤送下。

白头翁汤

【出处】《伤寒论》

【组成】白头翁二两，黄柏、黄连、秦皮各三两。

【用法】以水七升，煮取二升，去滓，温服一升。不愈，更服一升。

【功用】清热解毒，凉血止痢。

【主治】痢疾，热毒深陷血分者，症见腹痛，里急后重，下利赤白脓血，赤多白少，肛门灼热，口渴欲饮，舌红苔黄，脉弦数。

白头翁加甘草阿胶汤

【出处】《金匮要略》

【组成】白头翁、甘草、阿胶各二两，秦皮、黄连、柏皮各三两。

【用法】以水七升，煮取二升半，纳胶令消尽，分温三服。

【功用】养血清热。

【主治】产后痢疾，发热腹满，里急后重，便下脓血者。

芍药汤

【出处】《素问病机气宜保命集》

【组成】芍药一两，当归、黄连各半两，槟榔、木香、甘草（炙）各二钱，大黄三钱，黄芩半两，官桂一钱半。

【用法】咀，每服半两，水二盏，煎至一盏，食后温服。

【功用】和血调气，清热化湿。

【主治】湿热痢疾，腹痛下痢脓血，赤白相兼，里急后重，肛门灼热，尿短色赤，舌苔黄腻，脉滑数。

【加减】若圊如血痢，则渐加大黄；如汗后脏毒，加黄柏半两。

当归黄芩芍药汤

【出处】《万氏女科》

【组成】当归、黄芩（炒）、芍药（炒）、黄连（炒）、白术（土炒）、枳壳（麸炒）、茯苓、陈皮、生地、甘草各一钱，木香五分，乌梅一个。

【用法】水煎，空腹服。

【功用】清热调气，养血安胎。

【主治】妊娠痢疾，虚坐努责。

防风芍药汤

【出处】《素问病机气宜保命集》

【组成】防风、芍药、黄芩各一两。

【用法】咀，每服半两或一两，水二盏煎至一盏，滤清温服。

【功用】和血清热，疏风止痢。

【主治】泄泻、痢疾初起，身热，头痛微汗，腹痛而渴，脉弦。

香连丸

【出处】《重修政和经史证类备急本草》引自《兵部手集方》

【组成】黄连、青木香（忌见火）各四两八钱。

【用法】上药，同捣筛，白蜜为丸，如梧桐子大，空腹饮下二三十丸，每日二三次。其久冷人，即用煨热大蒜作丸服。

【功用】清热燥湿，行气化滞。

【主治】湿热痢疾，利下赤白，腹痛，里急后重。

黄芩汤

【出处】《伤寒论》

【别名】黄芩芍药汤（《痘疹世医心法》）

【组成】黄芩三两，芍药、甘草（炙）各二两，大枣（擘）十二枚。

【用法】以水一斗，煮取三升，去滓，温服一升，日再，夜一服。

【功用】清热止痢，和中止痛。

【主治】伤寒太阳与少阳合病，身热口苦，腹痛下利；痢疾或腹泻，身热不恶寒，腹痛口苦，舌红苔薄黄，脉弦数。

葛根黄芩黄连汤

【出处】《伤寒论》

【别名】葛根黄连汤（《医方类聚》引《通真子伤寒括要》）、葛根黄连黄芩汤（《医方集解》）、干葛黄芩黄连汤（《伤寒大白》）、葛根芩连汤（《中国医学大辞典》）

【组成】葛根半斤，甘草（炙）二两，黄芩、黄连各三两。

【用法】以水八升，先煮葛根减二升，纳诸药，煮取二升，去滓，分温再服。

【功用】表里双解，清热止痢。

【主治】外感表证未解，热邪入里，症见身热，下利不止，心下痞，胸脘烦热，喘而汗出，口干而渴，舌红苔黄，脉数；痢疾、泄泻属于里热所致者，不论有无表证，均可应用。

槐角丸

【出处】《太平惠民和剂局方》

【组成】槐角（去枝、梗，炒）一斤，地榆、当归（酒浸一宿，焙）、防风（去芦）、黄芩、枳壳（去瓤，麸炒）各半升。

【用法】为末，酒糊丸，如梧桐子大，每服三十丸，米泔下，不拘时候。

【功用】清热除湿，凉血止血。

【主治】痔瘘肿痛，大便下血；赤白痢疾，里急后重。

小承气汤

【出处】《伤寒论》

【组成】大黄（酒洗）四两，厚朴（炙，去皮）二两，枳实（大者，炙）三枚。

【用法】以水四升，煮取一升二合，去滓，分温二服。初服汤当更衣，不尔者尽饮之，若更衣者勿服之。

【功用】轻下热结，除满消痞。

【主治】阳明腑实证，邪热与积滞互结，谵语潮热，大便秘结，胸腹痞满，舌苔黄燥，脉滑数；痢疾初起，腹痛难忍，脘腹胀满，里急后重者。

木香槟榔丸

【出处】《儒门事亲》

【组成】木香、槟榔、青皮、陈皮、莪术、黄连各一两，黄柏、大黄、香附子、牵牛各四两。

【用法】上药共为末，水泛为丸。每服二钱至三钱，食后生姜汤送下，日服二至三次。也可改用饮片水煎服，各药用量按原方比例酌减。

【功用】行气导滞，攻积泄热。

【主治】积滞内停，脘腹痞满胀痛，大便秘结，以及赤白痢疾，里急后重，舌苔黄腻，脉实。

温脾汤

【出处】《备急千金要方》

【组成】大黄、桂心各三两，附子、干姜、人参各一两。

【用法】咀，以水七升，煮取二升半，分三服。

【功用】健脾温肾，化积导滞。

【主治】脾肾阳虚，积滞未净，痢疾经久不愈者。

朴黄丸

【出处】《是亦良方》

【组成】制厚朴一两二钱，陈皮一两，木香五钱，大黄八钱。

【用法】为细末，荷叶水为丸，每服三钱。

【功用】理气清热。

【主治】痢疾初起，腹中实痛，手不能按。

止痢神丸

【出处】《脉因证治》

【组成】川黄连、茱萸、粟壳（清泔浸三日，又酒浸七日，炒干。上二味同此制）。

【用法】上末为丸，每服八十丸，热则甘草汤下，寒则姜汤下。

【功用】涩肠止痢。

【主治】痢疾。

必效饮子

【出处】《传信适用方》引王景明方

【组成】罂粟壳、木香各二钱半，炙甘草、地榆各二钱。

【用法】为末，每服二钱，米饮调下。

【功用】调气止血，涩肠止痢。

【主治】赤白痢疾。

没石子散

【出处】《太平圣惠方》

【组成】没石子、白茯苓各半两，黄连（去须，微炒）、干姜（炮裂，锉）、厚朴（去粗皮，涂生姜汁炙，令香熟）、当归（锉，微炒）各一两。

【用法】捣细罗为散，每服不计时候，用粥饮调下二钱。

【功用】调气和血，厚肠止痢。

【主治】痢疾白多赤少。

甘露消毒丹

【出处】《温热经纬》

【别名】普济解毒丹（《温热经纬》）、甘露消毒丸（《中药制剂手册》）

【组成】滑石十五两，茵陈十一两，黄芩十两，菖蒲六两，川贝母、木通各五两，藿香、射干、连翘、薄荷、白豆蔻各四两。

【用法】为细末，每服三钱，日二次，开水调服，或以神曲为糊丸，弹子大，温开水化服。

【功用】化浊利湿，清热解毒。

【主治】湿温初起，邪在气分，湿热并重，症见身热困倦，胸闷腹胀，无汗而烦，或有汗而热不退，尿赤便秘，或泻而不畅，有热臭气，或咽痛颐肿，舌苔黄腻或厚腻。近代也用于治疗肠伤寒、传染性黄疸型肝炎、急性胃肠炎等属于湿热并重者。

◎便秘

新加黄龙汤

【出处】《温病条辨》

【组成】细生地、元参、麦冬（连心）各五钱，生甘草二钱，生大黄三钱，芒硝一钱，人参（另煎）、当归各一钱五分，海参（洗）二条，姜汁六匙。

【用法】水八杯，煮取三杯，先用一杯，冲参汁五分，姜汁二匙，顿服之。如腹中有响声，或转矢气者，为欲便也，候一二时不便，再如前法服一杯，候二十四刻不便，再服第三杯。如服一杯即得便，止后服，酌加益胃汤一剂，余参或可加入。

【功用】益气养阴，泻热通便。

【主治】阳明温病，应下失下，气液两亏，大便秘结，腹中胀满而硬，神疲少气，口干咽燥，苔燥黄或焦黑燥裂。

甘露消毒丹

【出处】《温热经纬》

【别名】普济解毒丹（《温热经纬》）、甘露消毒丸（《中药制剂手册》）

【组成】滑石十五两，茵陈十一两，黄芩十两，菖蒲六两，川贝母、木通各五两，藿香、射干、连翘、薄荷、白豆蔻各四两。

【用法】为细末，每服三钱，日二次，开水调服，或以神曲为糊丸，弹子大，温开水化服。

【功用】化浊利湿，清热解毒。

【主治】湿温初起，邪在气分，湿热并重，症见身热困倦，胸闷腹胀，无汗而烦，或有汗而热不退，尿赤便秘，或泻而不畅，有热臭气，或咽痛颐肿，舌苔黄腻或厚腻。近代也用于治疗肠伤寒、传染性黄疸型肝炎、急性胃肠炎等属于湿热并重者。

甘露消毒丹

【出处】《医效秘传》

【组成】飞滑石十五两，淡黄芩十两，绵茵陈十一两，石菖蒲六两，川贝母、木通各五两，藿香、连翘、白蔻仁、薄荷、射干各四两。

【用法】生晒研末，每服三钱，开水调下，或神曲糊丸，如弹子大，开水化服亦可。

【功用】利湿化浊，清热解毒。

【主治】湿温时疫之湿热并重证。症见发热口渴，胸闷腹胀，肢酸倦怠，颐咽肿痛，或身目发黄，小便短赤，或泄泻淋浊，舌苔白腻或黄腻或干黄，脉濡数或滑数。

秦艽苍术汤

【出处】《兰室秘藏》

【组成】秦艽（去苗）、桃仁（汤浸去皮，另研）、皂角仁（烧存性，另研）

各一钱，苍术（制）、防风各七分，黄柏（去皮，酒洗）五分，当归梢（酒洗）、泽泻各三分，梭身槟榔（另研）一分，大黄（虽大便过涩，亦不可多用）少许。

【用法】除槟榔、桃仁、皂角仁三味外，余药咀，如麻豆大，水三盏，煎至一盏二分，去渣，入槟榔等三味末，再上火煎至一盏，空心热服，待少时以美膳压之，不犯胃气也。服药百日忌生冷硬物及酒、湿面、大料物、干姜之类，犯之则其药无效。

【功用】和血疏风，清热化湿。

【主治】痔漏，因湿热风燥而致大便秘涩，肛门肿痛，大便燥结者。

清肝导滞汤

【出处】《外科正宗》

【组成】萹蓄四钱，瞿麦三钱，滑石二钱，甘草一钱。

【用法】水二盅，灯心二十根，煎八分，空心服。

【功用】清热利湿。

【主治】肝经湿热，玉茎肿痛，小便涩滞作疼。

【加减】便秘，加大黄二钱。

三黄凉膈散

【出处】《喉症全科紫珍集》

【组成】黄连四分，黄芩、黄柏、栀子、赤芍药、薄荷、陈皮、天花粉、射干各一钱，甘草五分，川芎七分，青皮八分，金银花、当归各一钱五分，玄参二钱。

【用法】加灯心二十寸，竹叶十片，水煎服。

【功用】清热解毒，消肿止痛。

【主治】咽喉壅肿疼痛，初起黄红，甚至紫黑，恶寒发热。

【加减】若口干便秘，加大黄三钱。

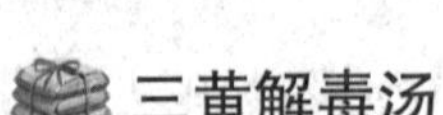

三黄解毒汤

【出处】《妇科玉尺》

【组成】大黄、黄连、黄柏、黄芩、黑山栀各等份。

【用法】水煎服。

【功用】清热泻火。

【主治】妊娠伤寒，表邪悉去，但烦躁发热，大渴，小便赤，大便秘或利下赤水，六脉沉实，热在里者。

【加减】如得脉弦有力之肝脉，内症烦满消渴，倍山栀，加当归钱半，甘草五分；得沉数有力之心脉，内症烦躁心中热，倍黄连，加麦冬一钱；得沉缓有力之脾脉，内症腹胀满谵妄，倍大黄，加枳实、厚朴各一钱；得沉滑有力之肺脉，内症喘咳胸满多嚏，倍黄连，加桔梗五分，葶苈一钱；得沉实有力之肾脉，内症下重足肿，寒而逆，倍黄柏，加熟地一钱，炮姜五分。

当归龙胆丸

【出处】《宣明论方》

【别名】当归龙荟丸（《丹溪心法》）、龙荟丸（《金匮翼》）

【组成】当归（焙）、龙胆草、大栀子、黄连、黄柏、黄芩各一两，大黄、芦荟、青黛各半两，木香一分，麝香（别研）半钱。

【用法】为末，炼蜜和丸，如小豆大，小儿如麻子大，生姜汤下，每服二十丸。忌发热诸物。

【功用】泻肝胆实火。

【主治】肝胆实火，头痛面赤，目赤目肿，耳鸣耳聋，胸胁疼痛，便秘尿赤，形体壮实，躁扰不安，甚或抽搐，谵语发狂，舌红苔黄，脉弦数者。

茵陈散

【出处】《奇效良方》

【组成】茵陈、大黄（炒）、栀子仁各一两，石膏二两，栝楼一个，甘草（炙）半两。

【用法】咀，每服四钱，水一盏半，生姜五片，葱白一茎，同煎至八分，去滓，不拘时温服。

【功用】清热利湿退黄。

【主治】黄疸，食已即饥，身体面目爪甲牙齿及小便悉黄，寒热，或身体多赤多青。

【加减】大小便秘，加枳实、赤茯苓、葶苈。

清咽利膈散

【出处】《外科理例》

【别名】清咽利膈汤（《外科理例》）

【组成】金银花、防风、荆芥、薄荷、桔梗、黄芩、黄连各一钱半，山栀、连翘各一钱，玄参、大黄（煨）、朴硝、牛蒡子、甘草各七分。

【用法】水二盅，煎至一盅，食后服。

【功用】清咽利膈。

【主治】内有积热，咽喉肿痛，痰涎壅盛，或胸膈不利，烦躁饮冷，大便秘结。

大柴胡汤

【出处】《伤寒论》

【组成】柴胡半斤，黄芩、芍药各三两，半夏（洗）半升，生姜（切）五两，枳实（炙）四枚，大枣（擘）十二枚。

【用法】以水一斗二升，煮取六升，去滓，再煎，温服一升，日三服。一方，加大黄二两。若不加，恐不为大柴胡。

【功用】和解少阳，通下热结。

【主治】少阳兼阳明病，往来寒热，胸胁苦满，呕不止，郁郁微烦，心下痞硬或满痛，大便秘结，或协热下利，舌苔黄，脉弦有力，及杂病胁痛，腹痛而有上述证候者。

木香槟榔丸

【出处】《太平惠民和剂局方》

【别名】槟榔木香丸（《赤水玄珠》）

【组成】郁李仁（去皮）、皂角（去皮，酥炙）、半夏曲各二两，槟榔、枳壳（麸炒）、木香（不见火）、杏仁（去皮、尖，麸炒）、青皮（去白）各一两。

【用法】为细末，别用皂角四两，用浆水一碗搓揉熬膏，更入熟蜜少许，和丸如梧桐子大，每服五十丸，食后，温生姜汤下。

【功用】行气除满，祛痰润肠。

【主治】痰食停积，三焦气滞，脘腹痞满，大便秘结。

木香槟榔丸

【出处】《儒门事亲》

【组成】木香、槟榔、青皮、陈皮、莪术（烧）、黄连（麸炒）各一两，黄柏、大黄各三两，炒香附、牵牛子各四两。

【用法】为细末，水泛为丸，小豆大，每服三十丸，食后，生姜煎汤送下。

【功用】行气导滞，消积泻热。

【主治】积滞内停，脘腹痞满胀痛，大便秘结，以及赤白痢疾，里急后重。

中满分消丸

【出处】《兰室秘藏》

【组成】白术、人参、炙甘草、猪苓（去黑皮）、姜黄各一钱，白茯苓（去皮）、干生姜、砂仁各二钱，泽泻、橘皮各三钱，知母（炒）四钱，黄芩（去腐炒，夏用）一两二钱，黄连（净炒）、半夏（汤洗七次）、枳实（炒）各五钱，厚朴（姜制）一两。

【用法】为细末，汤浸蒸饼为丸，如梧桐子大，每服一百丸，焙热白汤下，空腹服，量病人大小加减。

【功用】健脾和中，清热利湿。

【主治】湿热蕴结，气机阻滞，腹大坚满，口苦纳呆，小便短赤，大便秘结，苔黄腻，脉弦数。

沉香降气丸

【出处】《儒门事亲》

【组成】沉香、木香、缩砂仁、白豆蔻（仁）、青皮（去白）、陈皮（去白）、广术（煨）、枳实（麸炒）、莱菔子（另末）各一两，黑牵牛（末）、大黄（炒）各二两。

【用法】为末，生姜汁浸，蒸饼为丸，如梧桐子大，每服三十丸，橘皮汤下。

【功用】理气宽中，消积化滞。

【主治】饮食停滞，消化不良，脘腹胀满，腹痛便秘等。

◎便血

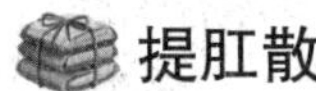

提肛散

【出处】《外科正宗》

【组成】川芎、当归、白术、人参、黄芪、陈皮、甘草各一钱，升麻、柴胡、条芩、黄连、白芷各五分。

【用法】水二盅，煎八分，食远服，渣再煎服。

【功用】益气养血，清热举陷。

【主治】气虚肛门下坠及脱肛便血，脾胃虚弱。

顺经两安汤

【出处】《傅青主女科》

【组成】当归（酒洗）、白芍（酒炒）、大熟地（九蒸）各五钱，山萸肉（蒸）、黑芥穗各二钱，人参三钱，白术（土炒）、麦冬（去心）各五钱，巴戟肉（盐水浸）一钱，升麻四分。

【用法】水煎服。

【功用】补心肾，益肝血。

【主治】心肾不足，经前便血。

龟柏丸

【出处】《医学入门》

【组成】龟板三两，侧柏叶、芍药各一两半，椿根皮七钱半，升麻、香附各五钱。

【用法】为末，粥丸，四物汤加白术、黄连、陈皮、甘草、生姜煎汤送下。

【功用】育阴凉血，清热疏风。

【主治】便血久而致虚，腰脚软痛及麻风疮痒见血。

当归补血汤

【出处】《原机启微》

【组成】熟地黄、当归各六分，川芎、牛膝、白芍药、炙草、白术、防风各五分，生地黄、天门冬各四分。

【用法】作一服，水二盏，煎至一盏，去渣，稍热服。恶心不进食者，加生姜煎。

【功用】滋阴养血，明目止痛。

【主治】衄血、便血，妇人产后崩漏，及失血过多，致使睛珠疼痛，不能视物，畏光酸涩，眼睫无力，眉目及太阳穴疼痛。

加味归脾汤

【出处】《保婴撮要》

【组成】人参、黄芪（炒）、茯神（去木）各二两，甘草（炒）、白术（炒）各一两，木香五分，远志（去心）、酸枣仁、龙眼肉、当归、牡丹皮、山栀（炒）各一钱。

【用法】水煎，乳母服，儿亦服之。

【功用】补气养血，疏肝清热。

【主治】小儿因乳母忧思郁怒，胸胁作痛，或肝脾经分患疮疡，或寒热惊悸无寐，或便血盗汗，疮口不敛。

归脾汤

【出处】《正体类要》

【别名】加味归脾汤（《古今医鉴》）、归脾养荣汤（《疡科心得集》）

【组成】白术、当归、茯苓、黄芪（炙）、龙眼肉、远志、酸枣仁（炒）、人参各一钱，木香五钱，甘草（炙）三分。

【用法】加生姜、大枣，水煎服。

【功用】健脾益气，补血安神。

【主治】心脾两虚，气血不足，心悸健忘，失眠多梦，发热，体倦食少，面色萎黄，舌质淡，苔薄白，脉细弱，以及脾不统血所致便血，妇女月经赶前、量多、甚或崩漏者。

黄土汤

【出处】《金匮要略》

【组成】甘草、干地黄、白术、附子（炮）、阿胶、黄芩各三两，灶中黄土半斤。

【用法】以水八升，煮取三升，分温二服。

【功用】温阳健脾，养血止血。

【主治】虚寒便血，先便后血，以及吐血、衄血、崩漏，血色黯淡，面色萎黄，四肢不温，舌淡苔白，脉沉细无力。

◎虚热烦渴

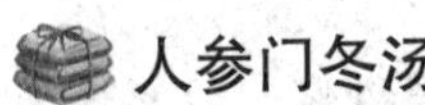人参门冬汤

【出处】《医学入门》

【组成】人参、麦门冬、小麦、茯苓各一钱，竹茹一团，白芍八分，甘草五分。

【用法】水煎服。

【功用】益气养阴，除烦止渴。

【主治】虚热烦渴。

◎高热烦渴

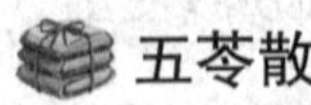五苓散

【出处】《伤寒论》

【别名】猪苓散（《太平圣惠方》）、五苓汤（《宣明论方》）

【组成】猪苓（去皮）、白术、茯苓各十八铢，泽泻一两六铢，桂枝（去皮）半两。

【用法】捣为散，以白饮和服方寸匕，日三服。多饮暖水，汗出愈。如法将息。

【功用】温阳化气，利水渗湿。

【主治】外有表证，内停水湿，头痛发热，烦渴欲饮，或水入即吐，小便不利；水湿内停的水肿，泄泻，小便不利，以及霍乱，头痛，发热，身疼痛，热多欲饮水者；痰饮，脐下动悸，吐涎沫而头眩或短气而咳者。

芳香逐秽汤

【出处】《暑病证治要略》

【组成】广藿香、全青蒿、佩兰各一钱五分，白蔻仁八分，薄荷一钱，苦杏仁三钱，广郁金、金银花各二钱，扁豆花一钱半，西瓜翠衣三钱，荷花瓣二朵。

【用法】水煎服。

【功用】清凉解暑，芳香逐秽。

【主治】暑夹秽恶，伤于三焦气分，面垢，头胀痛，身热汗少，烦渴胸闷，腹痞哕逆，腹痛，溲赤短少，舌黄糙腻而燥，脉滞涩。

杏仁宣郁汤

【出处】《暑病证治要略》

【组成】苦杏仁、广郁金各二钱，滑石三钱，黄芩、栝楼皮各一钱半，半夏、橘红各一钱。

【用法】水煎服。

【功用】宣气开郁，化湿清热。

【主治】伏暑在上焦，内迫气分，舌白烦渴，心中胀闷，小便短赤。

春泽汤

【出处】《奇效良方》

【组成】泽泻三钱，猪苓、茯苓、白术各二钱，桂心、柴胡各一钱，人参、麦门冬各一钱半。

【用法】咀，每服七钱，水一盅半，灯心二十茎，煎一盅，食远服。

【功用】利水渗湿，益气养阴。

【主治】伏暑发热，烦渴引饮，气短汗出，小便不利者。

【加减】渴甚去桂，加五味子、黄连各二钱。

桂苓甘露散

【出处】《儒门事亲》

【组成】官桂、人参、藿香各半两，茯苓、白术、甘草、葛根、泽泻、石膏、寒水石各一两，滑石二两，木香一分。

【用法】为细末，每服三钱，白汤点下，新水或生姜汤亦可。

【功用】清暑利湿，益气和中。

【主治】中暑受湿，头痛发热，烦渴引饮，小便不利，以及霍乱吐泻，小儿吐泻惊风等。

人参石膏汤

【出处】《素问病机气宜保命集》

【组成】人参半两，石膏一两一钱，知母七钱，甘草四钱。

【用法】为粗末，每服五钱至七钱，水煎，食后温服。

【功用】益气清热。

【主治】上消，烦渴多饮，不欲多食。

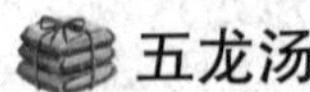

五龙汤

【出处】《证治准绳》

【组成】黄连、紫草茸、芍药各三钱，生地黄九钱。

【用法】煎浓，入水磨犀角汁和服。

【功用】清热泻火，凉血解毒。

【主治】小儿痘疮，痘毒紧犊心肝二经，痘一见形，似蚊蚤咬者，色紫暗，稠密，并见壮热烦渴，唇红面赤，神萎不振，小便短赤，苔黄糙而厚者。

五福化毒丹

【出处】《太平惠民和剂局方》

【组成】桔梗（微炒）、玄参（洗，焙）各六两，青黛（研）、牙硝（枯）、人参（去芦）各二两，茯苓（去皮）五两，甘草（炒）一两半，银箔（为衣）、金箔（为衣）各八片，麝香（研）半钱。

【用法】为细末，入研药和匀，炼蜜为丸，每两作十二丸，每一岁儿，一丸分四服，用薄荷水化下；疮疹后，余毒上攻口齿，涎血臭气，以生地黄自然汁化一丸，用鸡翎扫在口内；热疳肌肉黄瘦，雀目，陈粟米泔化下，食后、临卧服。

【功用】清热解毒，平肝镇惊。

【主治】小儿蕴积热毒，惊惕狂躁，颊赤咽干，口舌生疮，夜卧不宁，谵语烦渴，头面身体多生疮疖。

白虎汤

【出处】《伤寒论》

【组成】知母六两，石膏（碎）一斤，甘草（炙）二两，粳米六合。

【用法】以水一斗，煮米熟汤成，去滓，温服一升，日三服。

【功用】清热生津。

【主治】伤寒阳明经热炽盛，或温病热在气分证。症见壮热，烦渴引饮，面赤恶热，口舌干燥，大汗出，脉洪大有力。

白虎加人参汤

【出处】《伤寒论》

【组成】生石膏一两六钱，知母六钱，甘草二钱，粳米五钱，人参三钱。

【用法】水煎服。

【功用】清热泻火，益气生津。

【主治】阳明经证气津两伤，大热、大汗、烦渴、脉大无力，以及暑病发热，津气两伤，汗出，口渴等症。

◎遗尿

补阳还五汤

【出处】《医林改错》

【组成】黄芪（生）四两，归尾二钱，赤芍、地龙（去土）、川芎、桃仁、红花各一钱。

【用法】水煎服。

【功用】补气，活血，通络。

【主治】中风后遗症之半身不遂，口眼㖞斜，语言謇涩，口角流涎，大便干燥，小便频数，遗尿不禁，苔白，脉缓。

无比薯蓣丸

【出处】《备急千金要方》

【别名】无比山药丸（《太平惠民和剂局方》）

【组成】薯蓣二两，苁蓉四两，五味子六两，菟丝子、杜仲各三两，牛膝、泽泻、干地黄、山茱萸、茯神、巴戟天、赤石脂各一两。

【用法】为末，蜜丸，如梧子大，食前以酒服二十丸至三十丸。日再。

【功用】温阳益精，补肾固摄。

【主治】肾气虚损，头晕目眩，耳鸣腰酸，冷痹骨痛，四肢不温，或烦热有时，遗精盗汗，尿频遗尿，或带下清冷，舌质淡，脉虚冷。

【加减】健忘加远志一两，体少润泽加柏子仁一两。

【禁忌】无所忌，唯禁醋蒜陈臭之物。

家韭子丸

【出处】《三因极一病证方论》

【组成】家韭子（炒）六两，鹿茸（酥炙）四两，苁蓉（酒浸）、牛膝（酒浸）、熟地黄、当归各二两，巴戟（去心）、菟丝子（酒浸）各一两半，杜仲（去皮，锉制，炒丝断）、石斛（去苗）、桂心、干姜（炮）各一两。

【用法】为末，酒糊为丸，如梧桐子大，每服五十丸，加至百丸，空心，食前盐汤、温酒下。

【功用】补肾助阳，摄精止遗。

【主治】肾阳不足，精关不固，遗尿，遗精，小便白浊。

桑螵蛸散

【出处】《本草衍义》

【组成】桑螵蛸、远志、菖蒲、龙骨、人参、茯神、当归、龟板（醋炙）各一两。

【用法】为末，夜卧人参汤调下二钱。

【功用】补益宁心，固脬止遗。

【主治】心肾两虚，小便频数余沥，甚或遗尿，尿如米泔，以及阳痿，梦失精，疝瘕等。

螵蛸丸

【出处】《类证治裁》

【组成】桑螵蛸（炙）三十个，鹿茸（酥炙）、炙黄芪各三两，煅牡蛎、赤石脂、人参各二两。

【用法】为末。山药糊丸，盐汤送下。

【功用】温补下元，缩尿止遗。

【主治】下元虚冷，睡中遗尿。

◎小便浑浊

清心莲子饮

【出处】《幼幼集成》

【组成】建莲子二钱，白云苓一钱五分，益智仁、大麦冬各一钱，人参、远志肉、石菖蒲、车前子各五分，漂白术六分，宣泽泻四分，生甘草三分，灯心十茎。

【用法】水煎，空腹服。

【功用】清心利湿，补益气阴。

【主治】心经虚热，小便白浊。

羊肾丸

【出处】《济生方》

【组成】熟地黄（酒蒸，焙）、杜仲（去皮，锉，炒断丝）、石斛（去根）、菟丝子（淘净，酒浸，焙干，另研）、黄芪（去芦）、川续断（酒浸）、沉香（另研）、五加皮（洗）、炒山药各一两。

【用法】为细末，雄羊肾两对，以葱、椒、酒煮烂，再入少许酒和药为丸，如桐子大，每服七十丸，空腹盐汤下。

【功用】温阳补肾，益气养血。

【主治】肾劳虚寒，面肿垢黑，腰脊痛，不能久立，屈伸不利，梦寐惊悸，上气，小腹急，痛引腰脊，四肢苦寒，小便白浊。

家韭子丸

【出处】《三因极一病证方论》

【组成】家韭子（炒）六两，鹿茸（酥炙）四两，苁蓉（酒浸）、牛膝（酒浸）、熟地黄、当归各二两，巴戟（去心）、菟丝子（酒浸）各一两半，杜仲（去皮，锉制，炒丝断）、石斛（去苗）、桂心、干姜（炮）各一两。

【用法】为末，酒糊为丸，如梧桐子大，每服五十丸，加至百丸，空心，食前盐汤、温酒下。

【功用】补肾助阳，摄精止遗。

【主治】肾阳不足，精关不固，遗尿，遗精，小便白浊。

石莲散

【出处】《医学入门》

【组成】石莲肉、益智仁、龙骨各等份。

【用法】为末，每二钱，空心，米饮调服。

【功用】益肾涩精。

【主治】梦遗泄精，小便白浊等症。

磁石丸

【出处】《三因极一病证方论》

【组成】磁石（煅，醋淬）、龙齿（煅）、苁蓉（酒浸）、茯苓各二两，人参、麦门冬（去心）、远志（去心）、续断、赤石脂（煅，醋淬）、鹿茸（酥炙）各一两半，地黄（干者）三两，韭子（炒）、柏子仁、丹参各一两一分。

【用法】为末，蜜丸，梧子大，食前温酒下三十丸至五十丸。

【功用】调补心肾，固精安神。

【主治】精虚极，尫羸，惊悸，梦中遗泄，尿后余沥，小便白浊，甚则茎弱核微，小腹里急。

◎小便不利

小青龙汤

【出处】《伤寒论》

【组成】麻黄（去节）、芍药、干姜、甘草（炙）、桂枝（去皮）、细辛各三两，五味子、半夏（洗）各半升。

【用法】以水一斗，先煮麻黄减二升，去上沫，纳诸药，煮取三升，去滓，温服一升。

【功用】解表散寒，温化寒饮。

【主治】外感风寒，内停水饮，恶寒发热，无汗，咳喘，痰多质稀，胸痞干呕，口不渴，或渴，或利，或噎，或小便不利，少腹满，苔白滑，脉浮；溢饮，身体重痛，肌肤悉肿，苔白腻，脉滑或浮滑。

【加减】若渴，去半夏，加栝楼根三两；若微利，去麻黄，加荛花，如一鸡子，熬令赤色；若噎者，去麻黄，加附子一枚（炮）；若小便不利，少腹满者，去麻黄，加茯苓四两；若喘，去麻黄，加杏仁半升（去皮、尖）。

桂枝加黄芪汤

【出处】《金匮要略》

【组成】桂枝、芍药、生姜各三两，大枣十二枚，黄芪、甘草各二两。

【用法】以水八升，煮取三升，温服一升，须臾饮热稀粥一升余，以助药力，温服取微汗；若不汗，更服。

【功用】宣达阳气，排除水湿。

【主治】黄汗，两胫自冷，腰以上汗出，腰髋弛痛，如有物在皮中状，剧者不能食，身疼重，烦躁，小便不利。黄疸脉浮，有表虚症状者。

柴胡加龙骨牡蛎汤

【出处】《伤寒论》

【组成】柴胡四两，龙骨、黄芩、生姜（切）、铅丹、人参、桂枝（去皮）、茯苓、牡蛎（熬）各一两半，半夏（洗）二两半，大黄二两，大枣（擘）六枚。

【用法】以水八升，煮取四升，纳大黄，切如棋子，更煮一两沸，去滓，温服一升。

【功用】和解清热，镇惊安神。

【主治】伤寒往来寒热，胸胁苦满，烦躁，惊狂不安，时有谵语，身重难以转侧，小便不利；癫痫；小儿内伤食滞，痰热搏结中脘引起食厥、热厥等证。

肾气丸

【出处】《金匮要略》

【别名】八味肾气丸（《金匮要略》）、崔氏八味丸（《金匮要略》）、金匮肾气丸（《内科摘要》）、桂附八味丸（《医方集解》）、桂附地黄丸（《医宗金鉴》）

【组成】干地黄八两，山药、山茱萸各四两，泽泻、牡丹皮、茯苓各三两，桂枝、附子（炮）各一两。

【用法】为末，炼蜜和丸，梧子大，酒下十五丸，加至二十五丸，日再服。

【功用】温补肾气。

【主治】肾气不足，腰酸脚软，肢体畏寒，少腹拘急，小便不利或频数，舌质淡胖，尺脉沉细，及痰饮喘咳，水肿脚气，消渴，久泄，妇人转胞。现用于糖尿病、甲状腺功能减退、慢性肾炎、肾上腺皮质功能减退及支气管哮喘等属于肾气不足者。

加味肾气丸

【出处】《济生方》

【组成】炮附子二个，白茯苓（去皮）、泽泻、山萸肉、炒山药、车前子（酒蒸）、牡丹皮（去木）各一两，官桂（不见火）、川牛膝（去节，酒浸）、熟地黄各半两。

【用法】为细末，炼蜜为丸，如桐子大，每服七十丸，空腹米饮下。

【功用】补肾温阳，利水退肿。

【主治】肾虚腰重，小便不利。

生津止渴益水饮

【出处】《傅青主女科》

【组成】人参、麦冬、当归、生地各三钱，黄芪、葛根各一钱，升麻、炙草各四分，茯苓八分，五味子十五粒。

【用法】水煎服。

【功用】益气养阴，生津止渴。

【主治】产后失血汗多，气阴耗伤，烦躁，咽干而渴，小便不利。

十补丸

【出处】《济生方》

【组成】附子（炮，去皮、脐）、五味子各二两，山茱萸（取肉）、炒山药、牡丹皮（去木）、鹿茸（去毛，酒蒸）、熟地黄（洗，酒蒸）、肉桂（去皮，不见火）、白茯苓（去皮）、泽泻各一两。

【用法】为细末，炼蜜为丸，如桐子大，每服七十丸，空腹盐酒或盐汤送下。

【功用】温补肾阳，填精益髓。

【主治】肾脏虚弱，面色黧黑，足冷足肿，耳鸣耳聋，肢体羸瘦，足膝软弱，小便不利，腰脊疼痛。

真武汤

【出处】《伤寒论》

【组成】茯苓、芍药、生姜（切）各三两，白术二两，附子（炮，去皮，破八片）一枚。

【用法】以水八升，煮取三升，去滓，温服七合，日三服。

【功用】温阳利水。

【主治】肾阳衰微，水气内停，小便不利，四肢沉重疼痛，恶寒腹痛，下利，或肢体浮肿，苔白不渴，脉沉者；太阳病发汗，汗出不解，其人仍发热，心下悸，头眩，身抖动，振振欲擗地者；杂病中心悸，水肿，眩晕，癃闭，泄泻等属脾肾阳虚者。

【加减】若咳者，加五味子半升，细辛一两，干姜一两；若小便利者，去茯苓；若下利者，去芍药，加干姜二两；若呕者，去附子加生姜，足前为半斤。

茯苓杏仁甘草汤

【出处】《金匮要略》

【组成】茯苓三两，杏仁五十个，甘草一两。

【用法】以水一斗，煮取五升，温服一升，日三服。不瘥，更服。

【功用】宣肺化饮。

【主治】胸痹轻证。症见胸中气塞，短气，兼见咳逆，吐涎沫，小便不利等。

大黄硝石汤

【出处】《金匮要略》

【组成】大黄、黄柏、硝石各四两，栀子十五枚。

【用法】以水六升，煮取二升，去滓，纳硝，更煮，取一升，顿服。

【功用】通腑泄热。

【主治】黄疸腹满，小便不利而赤，自汗出，表和里实，当下之证。

◎小便热痛

车前子散

【出处】《证治准绳》

【组成】车前子、淡竹叶、赤茯苓、荆芥穗各二钱半，灯心二十茎。

【用法】上作一服，新汲水二盅，煎至一盅，食前服。

【功用】清热利湿通淋。

【主治】诸淋，小便痛不可忍。

八正散

【出处】《太平惠民和剂局方》

【组成】车前子、瞿麦、萹蓄、滑石、山栀子仁、甘草（炙）、大黄（面裹，煨，去面，切，焙）各一斤。

【用法】锉为散，每服二钱，水一盏，入灯心，煎至七分，去滓，温服，食后、临卧。小儿量力，少少与之。

【功用】清热泻火，利水通淋。

【主治】湿热下注所致热淋、石淋。症见尿频涩痛，淋沥不畅，甚或癃闭不通，小腹胀满，口燥咽干，舌红苔黄，脉数实者。

无比薯蓣丸

【出处】《备急千金要方》

【别名】无比山药丸（《太平惠民和剂局方》）

【组成】薯蓣二两，苁蓉四两，五味子六两，菟丝子、杜仲各三两，牛膝、泽泻、干地黄、山茱萸、茯神、巴戟天、赤石脂各一两。

【用法】为末，蜜丸，如梧子大，食前以酒服二十丸至三十丸。日再。

【功用】温阳益精，补肾固摄。

【主治】肾气虚损，头晕目眩，耳鸣腰酸，冷痹骨痛，四肢不温，或烦热有时，遗精盗汗，尿频遗尿，或带下清冷，舌质淡，脉虚冷。

【加减】健忘加远志一两，体少润泽加柏子仁一两。

【禁忌】无所忌，唯禁醋蒜陈臭之物。

菟丝子丸

【出处】《太平惠民和剂局方》

【别名】大菟丝子丸（《证治准绳》）

【组成】菟丝子（净洗，酒浸）、泽泻、鹿茸（去毛，酥炙）、石龙芮（去土）、肉桂（去粗皮）、附子（炮，去皮）各一两，石斛（去根）、熟干地黄、白茯苓（去皮）、牛膝（酒浸一宿，焙干）、续断、山茱萸、肉苁蓉（酒浸，切，焙）、防风（去苗）、杜仲（去粗皮，炒）、补骨脂（去毛，酒炒）、荜澄茄、沉香、巴戟（去心）、茴香（炒）各三分，五味子、桑螵蛸（酒浸，炒）、川芎、覆盆子（去枝、叶、萼）各半两。

【用法】为细末，以酒煮面糊为丸，如梧桐子大，每服二十丸，温酒或盐汤下，空心服。如脚膝无力，木瓜汤下，晚食前再服。

【功用】补肾温阳，填精固下。

【主治】肾气虚损，少腹拘急，四肢酸疼，面色黧黑，目暗耳鸣，心慌气短，精神困倦，腰膝酸缓，食少乏力，夜梦惊恐，阳痿尿频等症。

◎乳糜尿

石莲子汤

【出处】《新医学》

【组成】石莲子（打碎）二两，茯苓、车前子、泽泻、萆薢、熟地炭、阿胶珠、蒲黄炭各四钱，当归三钱，甘草一钱半。

【用法】水煎，分二次服，每日一剂。

【功用】清热祛湿，分清去浊。

【主治】乳糜尿。

【加减】肾阳虚者，去萆薢，加党参、黄芪、附子；肾阴虚者，加山茱萸、丹皮、山药；血尿重者，加仙鹤草、小蓟炭、藕节炭、三七粉（冲服）。

◎慢性肾小球肾炎

肾气丸

【出处】《金匮要略》

【别名】八味肾气丸（《金匮要略》）、崔氏八味丸（《金匮要略》）、金匮肾气丸（《内科摘要》）、桂附八味丸（《医方集解》）、桂附地黄丸（《医宗金鉴》）

【组成】干地黄八两，山药、山茱萸各四两，泽泻、牡丹皮、茯苓各三两，桂枝、附子（炮）各一两。

【用法】为末，炼蜜和丸，梧子大，酒下十五丸，加至二十五丸，日再服。

【功用】温补肾气。

【主治】肾气不足，腰酸脚软，肢体畏寒，少腹拘急，小便不利或频数，舌质淡胖，尺脉沉细，及痰饮喘咳，水肿脚气，消渴，久泄，妇人转胞。现用于糖尿病、甲状腺功能减退、慢性肾炎、肾上腺皮质功能减退及支气管哮喘等属于肾气不足者。

◎肾衰

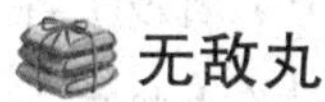

无敌丸

【出处】《普济方》

【组成】苍术（酒浸）、虎胫骨（酥炙）各一两半，川乌头（炮）半两，萆薢、杜仲（姜炙）、干木瓜各一两，防风（去芦）、天麻、牛膝（酒浸）、乳香、没药各半两，金毛狗脊（去毛）四两。

【用法】为细末，醋糊为丸，如梧桐子大，每服三十丸，空心温酒或盐汤下。

【功用】补肝肾，通血脉，祛风湿，强筋骨。

【主治】肾虚骨痛。

七宝美髯丹

【出处】《本草纲目》引邵应节方

【组成】赤、白何首乌（米泔水浸三四日，去皮切片，用黑豆二斤同蒸至豆熟，取出去豆，晒干，换豆再蒸，如此九次，晒干）各一斤，赤、白茯苓（去皮，研末，以人乳拌匀晒干）各一斤，牛膝（去苗，酒浸一日，同何首乌第七次蒸至第九次，晒干）、当归（酒浸，晒）、枸杞子（酒浸，晒）、菟丝子（酒浸生芽，研烂，晒干）各八两，补骨脂（以黑芝麻拌炒）四两。

【用法】上药石臼捣为末，炼蜜为丸，如梧桐子大，每服三钱，盐汤或温酒送下。

【功用】补肾，固精，乌发，壮骨，续嗣延年。

【主治】肝肾不足，须发早白，齿牙动摇，梦遗滑精，崩漏带下，肾虚不育，腰膝酸软。

化水种子汤

【出处】《傅青主女科》

【组成】巴戟（盐水浸）、白术（土炒）各一两，人参、车前子（酒炒）各三钱，茯苓、菟丝子（酒炒）、芡实（炒）各五钱，肉桂（去粗皮，研）一钱。

【用法】水煎服。

【功用】温肾行水，暖胞助孕。

【主治】妇人肾虚，膀胱气化不利，水湿停留，小便艰涩，腹胀脚肿，久不受孕。

加味肾气丸

【出处】《济生方》

【组成】炮附子二个，白茯苓（去皮）、泽泻、山萸肉、炒山药、车前子（酒蒸）、牡丹皮（去木）各一两，官桂（不见火）、川牛膝（去节，酒浸）、熟地黄各半两。

【用法】为细末，炼蜜为丸，如桐子大，每服七十丸，空腹米饮下。

【功用】补肾温阳，利水退肿。

【主治】肾虚腰重，小便不利。

地黄饮子

【出处】《宣明论方》

【组成】熟干地黄、巴戟（去心）、山茱萸、石斛、肉苁蓉（酒浸，焙）、附子（炮）、五味子、官桂、白茯苓、麦门冬（去心）、菖蒲、远志（去心）各等份。

【用法】为末，每服三钱，水一盏半，生姜五片，枣一枚，薄荷同煎至八分，食后温服。

【功用】滋肾阴，补肾阳，开窍化痰。

【主治】喑痱，肾虚弱厥逆，语声不出，足废不用。

耳聋左慈丸

【出处】《重订广温热论》

【组成】熟地黄八两，山萸肉、淮山药各四两，丹皮、建泽泻、浙茯苓各三两，煅磁石二两，石菖蒲两半，北五味五钱。

【用法】炼蜜为丸，每服三钱，淡盐汤送下。

【功用】补肝肾，通耳窍。

【主治】肾虚精脱，耳鸣耳聋。

当归地黄饮

【出处】《景岳全书》

【组成】当归、熟地各三五钱，山药、杜仲各二钱，牛膝一钱半，山茱萸一钱，炙甘草八分。

【用法】水二盅，煎八分，食远服。

【功用】滋阴补肾。

【主治】肾虚腰膝疼痛。

【加减】如下部虚寒，加肉桂一二钱，甚者仍加附子；如多带浊，去牛膝，加金樱子二钱或加故纸一钱；如气虚者，加人参一二钱、枸杞二三钱。

◎水肿

疏凿饮子

【出处】《济生方》

【组成】泽泻、赤小豆、商陆、羌活、大腹皮、椒目、木通、秦艽、槟榔、茯苓皮各等份。

【用法】水煎服，每日一剂。

【功用】清利湿热。

【主治】水肿。

七皮饮

【出处】《重订严氏济生方》

【组成】大腹皮、陈皮、茯苓皮、生姜皮、青皮、地骨皮、甘草皮各半两。

【用法】为细末，每服三钱，水一大盏，煎八分，温服，无时候。

【功用】理气健脾，利湿消肿。

【主治】水肿。

大橘皮汤

【出处】《宣明论方》

【组成】橘皮（去白）一两，木香一分，滑石六两，槟榔三钱，茯苓（去皮）一两，木猪苓（去皮）、泽泻、白术、官桂各半两，甘草二钱。

【用法】为末，每服五钱，水一盏，生姜五片，煎至六分，去滓温服。大小便秘，先服十枣汤，二三日后，再服此药。

【功用】化湿清热，理气和中。

【主治】湿热内甚，心腹胀满，水肿，小便不利，大便滑泄。

五苓散

【出处】《伤寒论》

【别名】猪苓散（《太平圣惠方》）、五苓汤（《宣明论方》）

【组成】猪苓（去皮）、白术、茯苓各十八铢，泽泻一两六铢，桂枝（去皮）半两。

【用法】捣为散，以白饮和服方寸匕，日三服。多饮暖水，汗出愈。如法将息。

【功用】温阳化气，利水渗湿。

【主治】外有表证，内停水湿，头痛发热，烦渴欲饮，或水入即吐，小便不利；水湿内停的水肿，泄泻，小便不利，以及霍乱，头痛，发热，身疼痛，热多欲饮水者；痰饮，脐下动悸，吐涎沫而头眩或短气而咳者。

水肿神方

【出处】《重订通俗伤寒论》引汪日桢《随山宇方钞》

【别名】水肿至神汤（《重订通俗伤寒论》）

【组成】浙茯苓（切小块）二两，生于术（黄土炒）、杜赤小豆、车前草各一两，大麦须五钱，小枳实二钱，六神曲四钱。

【用法】大罐浓煎，须一日夜服尽，连服三剂。

【功用】健脾利水。

【主治】脾虚水肿。

四苓散

【出处】《丹溪心法》

【别名】四苓汤（《医宗金鉴》）

【组成】五苓散（去桂枝）。

【用法】水煎服。

【功用】健脾利水渗湿。

【主治】水湿内停，小便短少，大便溏泄，或渴，或水肿等症。

【加减】湿泄用四苓散加苍术，甚者苍白二术同加（炒用），燥湿兼渗泄；火泄用四苓散加黄芩，伐火利小水。

汉防己煮散

【出处】《备急千金要方》

【组成】汉防己、泽漆叶、石韦、泽泻各三两，白术、丹参、赤茯苓、橘皮、桑根、白皮、通草各三两，郁李仁五合，生姜十两。

【用法】为粗散，以水一升半，煮散三方寸匕，取八合，去滓，顿服，日三，取小便利为度。

【功用】利水渗湿，泻肺降气。

【主治】水肿上气。

利水渗湿汤

【出处】《罗氏会约医镜》

【组成】黄柏、猪苓各钱半，苍术、川牛膝各二钱，建泽泻、汉防己、赤茯苓各一钱二分，车前子（去壳）一钱。

【用法】水煎服。

【功用】利水消肿。

【主治】水肿从脚而上，六脉细而迟，小便短少，脚膝疼痛者。

【加减】如服此药后，小便不清不长，加萆薢五钱自效。

◎糖尿病

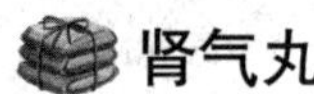

肾气丸

【出处】《金匮要略》

【别名】八味肾气丸（《金匮要略》）、崔氏八味丸（《金匮要略》）、金匮肾气丸（《内科摘要》）、桂附八味丸（《医方集解》）、桂附地黄丸（《医宗金鉴》）

【组成】干地黄八两，山药、山茱萸各四两，泽泻、牡丹皮、茯苓各三两，桂枝、附子（炮）各一两。

【用法】为末，炼蜜和丸，梧子大，酒下十五丸，加至二十五丸，日再服。

【功用】温补肾气。

【主治】肾气不足，腰酸脚软，肢体畏寒，少腹拘急，小便不利或频数，舌质淡胖，尺脉沉细，及痰饮喘咳，水肿脚气，消渴，久泄，妇人转胞。现用于糖尿病、甲状腺功能减退、慢性肾炎、肾上腺皮质功能减退及支气管哮喘等属于肾气不足者。

川黄连丸

【出处】《仁斋直指方论》

【组成】川黄连（净）五两，白天花粉、麦门冬（去心）各二钱半。

【用法】上药为末，以生地黄汁并牛乳汁调和，捣丸如梧桐子大，每服三十丸，粳米饮下。

【功用】清热生津。

【主治】消渴。

闭关止渴汤

【出处】《辨证录》

【组成】石膏五钱，玄参、麦冬、熟地各二两，青蒿五钱。

【用法】水煎服。

【功用】清胃火，填肾水。

【主治】消渴，胃热津枯，肾水亏乏，大渴恣饮，易于饥饿，得食渴减，不食则渴尤甚。

连梅汤

【出处】《温病条辨》

【组成】云连、阿胶各二钱，乌梅（去核）、麦冬（连心）、生地各三钱。

【用法】水五杯，煮取二杯，分二次服。

【功用】清心泻火，滋肾养液。

【主治】暑热深入少阴，火灼阴伤，身热烦躁，消渴不已，舌绛苔黄燥，以及暑热深入厥阴，筋脉失养，手足麻痹者。

【加减】脉虚大而芤者，加人参。

黄连丸

【出处】《备急千金要方》

【组成】黄连、生地黄各一斤。

【用法】绞地黄取汁，浸黄连取出曝之，燥则复纳令汁尽，晒干，捣末，蜜丸，如梧子，服二十丸，日三服；亦可为散，以酒服三寸匕。

【功用】清热泻火，凉血生津。

【主治】消渴。

黄连散

【出处】《太平圣惠方》

【组成】黄连（去须，捣罗为末）二两，生地黄汁、生栝楼汁、牛乳各三合。

【用法】上用三味汁相合，每服三合，不拘时候，调下黄连末一钱。

【功用】清热泻火，养阴生津。

【主治】消渴，心胃火盛，肺阴耗伤者。

黄连牛乳丸

【出处】《圣济总录》

【组成】黄连（去须，为末）一斤，麦门冬（去心，烂研）二两，牛乳、地黄汁、葛汁（并一合）。

【用法】合研为丸如梧桐子大，每服二十丸，空心粥饮下，日再服，渐加至四十丸。

【功用】清热凉血，养阴生津。

【主治】消渴。

天花散

【出处】《仁斋直指方论》

【别名】天华散（《寿世保元》）、玉泉散（《古今医鉴》）

【组成】天花粉、生干地黄各一两，葛根、麦门冬（去心）、五味子各五钱，甘草二钱半。

【用法】为粗末，每服三钱，加粳米一百粒，水煎服。

【功用】生津止渴。

【主治】消渴。

加减地黄丸

【出处】《杂病源流犀烛》

【组成】熟地、山药、山茱萸、丹皮、五味子、百药煎。

【用法】水煎服。

【功用】滋补肝肾，清热止渴。

【主治】消渴，夜间为甚者。

加味钱氏白术散

【出处】《丹溪心法》

【组成】人参、白术、白茯苓、甘草（炙）、枳壳（炒）各半钱，藿香一钱，干葛二钱，木香、五味子、柴胡各三分。

【用法】水煎服。

【功用】健脾和中，生津止渴。

【主治】消渴不能食。

◎肝郁胁痛

小龙荟丸

【出处】《丹溪心法》

【组成】当归、草龙胆（酒洗）、山栀（炒）、黄连（炒）、川芎、大黄（煨）各半两，芦荟三钱，木香一钱。

【用法】为末，入麝香少许，粥糊为丸，如绿豆大，每服五十丸，姜汤下。

【功用】清泄肝胆，和血调气。

【主治】肝胆火盛之胁痛。

龙胆泻肝汤

【出处】《医方集解》引《太平惠民和剂局方》

【组成】龙胆草（酒炒）、黄芩（炒）、栀子（酒炒）、泽泻、木通、车前子、当归（酒洗）、生地黄（酒炒）、柴胡、甘草（生用）。

【用法】水煎服。

【功用】泻肝胆实火，清肝经湿热。

【主治】肝胆实火引起的胁痛，头痛，目赤口苦，耳聋耳肿，以及肝经湿热下注之阳痿阴汗，小便淋浊，阴肿阴痛，白浊溲血，妇人带下黄赤。

清肝达郁汤

【出处】《重订通俗伤寒论》

【组成】焦山栀三钱，生白芍、滁菊花各钱半，粉丹皮二钱，清炙草六分，归须、广橘白各一钱，苏薄荷（冲）、川柴胡各四分，鲜青橘叶（剪碎）五片。

【用法】水煎服。

【功用】清肝泻火，理气解郁。

【主治】肝郁不伸，胸满胁痛，腹满而痛，甚则欲泄不得泄，泄而不畅。

化肝煎

【出处】《景岳全书》

【组成】青皮、陈皮、芍药各二钱，丹皮、山栀、泽泻、贝母各三钱。

【用法】水煎服。

【功用】疏肝泄热和胃。

【主治】怒气伤肝，气逆动火，胁痛胀满，烦热吐衄，胃脘灼痛，苔黄舌红，脉弦或数。

大顺汤

【出处】《医醇剩义》

【组成】蒺藜、橘饼各四钱，郁金、茯苓各二钱，木香五分，乌药、广皮、厚朴、枳壳、青皮、白术各一钱，煨姜三片。

【用法】水煎服。

【功用】疏肝解郁，理气健脾。

【主治】肝郁下利，胁痛腹痛，噫气食少。

◎血症

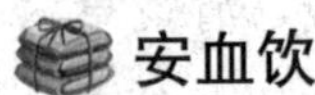

安血饮

【出处】《血症与肺痨全书》

【组成】白及、白茅根各五钱，龙骨、牡蛎各四钱，三七、熟大黄各二钱，藕汁适量。

【用法】水煎服。

【功用】清热泻火，收涩止血。

【主治】阳盛内热，精神躁动不安，见咯血、吐血、鼻衄者。

凌霄花散

【出处】《奇效良方》

【组成】凌霄花二钱半，硇砂、桃仁（另研）、延胡索、红花、当归、官桂（去皮）各一钱，红娘子十一个，血竭、紫河车、赤芍药、山栀子仁、没药、地骨皮、五加皮、牡丹皮、甘草各二两。

【用法】为细末，每服二钱，食前温酒调服。

【功用】破瘀消癥。

【主治】瘀血内结，血癥血块；产后恶露不尽，儿枕疼痛；瘀血积聚，渐成劳瘵。

【禁忌】有胃痛者禁用。

大蓟散

【出处】《世医得效方》

【别名】大蓟饮子（《东医宝鉴》）

【组成】大蓟根（洗）、犀角（镑）、升麻、桑白皮（炙）、蒲黄（炒）、杏仁（去皮、尖）、桔梗（去芦，炒）各一两，甘草半两。

【用法】咀，每服四钱，水一盏半，姜五片，煎至八分，去滓，温服，不拘时候。

【功用】清肺解毒，凉血止血。

【主治】饮啖辛热，热邪伤肺，呕吐出血之肺疽。

大清凉散

【出处】《伤寒瘟疫条辨》

【组成】白僵蚕（酒炒）三钱，蝉蜕（全）十二个，全蝎（去毒）三个，当归、生地（酒洗）、金银花、泽兰各二钱，泽泻、车前子（炒，研）、黄连（姜汁炒）、黄芩、栀子（炒黑）、五味子、麦冬（去心）、龙胆草（酒炒）、丹皮、知母各一钱，甘草（生）五分。

【用法】水煎，去渣，入蜜三匙，冷米酒半小杯，童便半小杯，和匀冷服。

【功用】清热泻火，凉血解毒。

【主治】温病，表里三焦火热，胸满胁痛，耳聋目赤，口鼻出血，唇干舌燥，口苦自汗，咽喉肿痛，谵语狂乱者。

升麻清胃散

【出处】《症因脉治》

【组成】升麻、生地、川连、丹皮、山栀、当归、大黄（酒蒸）各等份。

【用法】水煎服。

【功用】清热泻火，凉血止血。

【主治】内伤牙衄，牙龈出血，一涌而上，来血甚多，右关脉洪数，证属胃肠积热者。

◎气血两虚

秘方定心丸

【出处】《赤水玄珠》引《医学统旨》

【别名】秘方定振丸

【组成】天麻（蒸熟）、秦艽（去芦）、全蝎（去头、尾）、细辛各一两，熟地、生地、川归、川芎、芍药各二两，防风、荆芥各七钱，白术、黄芪各一两五钱，威灵仙（酒洗）五钱。

【用法】为末，酒糊丸，梧桐子大，每服七八十丸，食远用白汤或温酒送下。

【功用】益气养血，祛风定振。

【主治】老人颤振，由于气血两虚、风邪外袭所致者。

八珍散

【出处】《瑞竹堂经验方》

【别名】八珍汤（《正体类要》）

【组成】当归（去芦）、川芎、熟地黄、白芍药、人参、甘草（炙）、茯苓（去皮）、白术各一两。

【用法】咀，每服三钱，水一盏，加生姜五片，大枣一枚，煎七分，去滓，不拘时，温服。

【功用】补气养血。

【主治】气血两虚，面色萎黄，头晕眼花，四肢倦怠，气短懒言，心悸怔忡，食少泄泻，或月水不调，脐腹疼痛，或失血过多，见有上述症状者。

八珍益母丸

【出处】《古今医统》

【组成】益母草（不见铁器，只用上半截带叶者）四两，人参（去芦）、白术（土炒）、茯苓（去皮）、川芎、白芍药（醋炒）各一两，炙甘草（去皮）五钱，当归（酒洗）、熟地黄（酒洗）各二两。

【用法】为末，炼蜜为丸，如弹子大，每服一丸，空心蜜汤调下。

【功用】益气养血，调经种子。

【主治】气血两虚，脾胃并弱，饮食少思，四肢无力，月经不调，或腰酸腹胀，或断或续，赤白带下，身作寒热，久不受孕者。

【加减】脾胃虚寒多带者，加砂仁一两（姜汁炒）；腹中胀闷者，加山楂一两（净肉，饭上蒸熟）。

当归寄生汤

【出处】《万氏家传广嗣纪要》

【组成】当归、川芎、艾叶、白术各一钱，人参、寄生、川续断、熟地黄各二钱。

【用法】水煎服。

【功用】补气养血，止血安胎。

【主治】气血两虚，胎漏，下血不止。

两仪膏

【出处】《景岳全书》

【组成】人参半斤或四两，大熟地一斤。

【用法】用好甜水或长流水十五碗浸一宿，以桑柴文武火煎取浓汁，若味有未尽，再用水数碗煎渣取汁，并熬稍浓乃入瓷罐，重汤熬成膏，入真白蜜四两或半斤收之，每次白汤点服。

【功用】滋阴生津，补气养血。

【主治】精气大亏，精不化气，以致气血两虚，形体消瘦，精神倦怠，惊悸健忘，耳鸣目眩，面色萎黄，肢软乏力，以及病后体虚者。

【加减】若劳损咳嗽多痰，加贝母四两亦可。

◎腰痛

养荣壮肾汤

【出处】《傅青主女科》

【组成】当归二钱，防风四分，独活、桂心、杜仲、续断、桑寄生各八分。

【用法】加生姜三片，水煎服。

【功用】补肾强腰，祛风散寒。

【主治】产后劳伤肾气，损伤胞络，复感风寒，腰痛不可转侧者。

七味苍柏散

【出处】《医学入门》

【组成】苍术、黄柏、杜仲、故纸、川芎、当归、白术各一钱。

【用法】水煎服。

【功用】清热燥湿，益肾和血。

【主治】湿热腰痛，动止滞重，不能转侧。

生附汤

【出处】《仁斋直指方论》

【组成】附子（生）一分，苍术（炒）、杜仲（姜制，炒）各半两，生干姜、白术、茯苓、牛膝（酒浸，焙）、厚朴（制）、甘草（炙）各一分。

【用法】上锉，每服三钱，加生姜四片，大枣二枚，水煎，食前服。

【功用】健脾除湿，强筋壮骨。

【主治】受湿腰痛。

七香丸

【出处】《医学入门》

【组成】丁香、香附、甘草各一两二钱，甘松八钱，益智仁六钱，莪术、砂仁各二钱。

【用法】上为末，蒸饼糊丸，绿豆大，每三十丸，米饮下。

【功用】行气补肾，温通血络。

【主治】郁闷忧思，或闪挫跌仆，一切气滞腰痛。

匀气散

【出处】《丹台玉案》

【组成】乌药、当归、梢桃仁各一钱五分，杜仲、牛膝、官桂各一钱，川芎五分。

【用法】水煎，临服加酒一杯。

【功用】理血活血，补肾强腰。

【主治】产后腰痛，不能转侧，恶露不甚下者。

加味四物汤

【出处】《玉机微义》引《医垒元戎》

【别名】桃红四物汤（《医案金鉴》）

【组成】熟地黄、白芍、当归、川芎、桃仁、红花。

【用法】水煎服。

【功用】活血祛瘀。

【主治】瘀血腰痛；妇人月经来时，多有血块，色紫稠黏，内有瘀血者。

如神汤

【出处】《校注妇人良方》

【组成】延胡索、当归、桂心各等份。

【用法】为末，每服二钱，病甚者，不过数钱，温酒调下。

【功用】理气行血，化瘀止痛。

【主治】腰痛。

活血通经汤

【出处】《马培之外科医案》

【组成】当归、生地黄各二钱，延胡索、丝瓜络、桃仁、牛膝各一钱半，威灵仙、独活、炙没药各一钱，木香四分，红花五分，桑枝三钱。

【用法】水煎服。

【功用】活血祛瘀，通经止痛。

【主治】闪挫折伤，腰痛脊驼者。

◎胸胁疼痛

当归龙胆丸

【出处】《宣明论方》

【别名】当归龙荟丸（《丹溪心法》）、龙荟丸（《金匮翼》）

【组成】当归（焙）、龙胆草、大栀子、黄连、黄柏、黄芩各一两，大黄、芦荟、青黛各半两，木香一分，麝香（别研）半钱。

【用法】为末，炼蜜和丸，如小豆大，小儿如麻子大，生姜汤下，每服二十丸。忌发热诸物。

【功用】泻肝胆实火。

【主治】肝胆实火，头痛面赤，目赤目肿，耳鸣耳聋，胸胁疼痛，便秘尿赤，形体壮实，躁扰不安，甚或抽搐，谵语发狂，舌红苔黄，脉弦数者。

再造活血止痛散

【出处】《跌损妙方》

【组成】大黄、红花各五分，当归、柴胡各二钱，花粉、穿山甲各一钱，桃仁五十粒，甘草八分。

【用法】水酒各半煎，空心热服。

【功用】活血祛瘀，疏肝通络。

【主治】跌打损伤，瘀阻胸胁疼痛。

小龙荟丸

【出处】《丹溪心法》

【组成】当归、草龙胆（酒洗）、山栀（炒）、黄连（炒）、川芎、大黄（煨）各半两，芦荟三钱，木香一钱。

【用法】为末，入麝香少许，粥糊为丸，如绿豆大，每服五十丸，姜汤下。

【功用】清泄肝胆，和血调气。

【主治】肝胆火盛之胁痛。

龙胆泻肝汤

【出处】《医方集解》引《太平惠民和剂局方》

【组成】龙胆草（酒炒）、黄芩（炒）、栀子（酒炒）、泽泻、车前子、当归（酒洗）、生地黄（酒炒）、柴胡、甘草（生用）。

【用法】水煎服。

【功用】泻肝胆实火，清肝经湿热。

【主治】肝胆实火引起的胁痛，头痛，目赤口苦，耳聋耳肿，以及肝经湿热下注之阳痿阴汗，小便淋浊，阴肿阴痛，白浊溲血，妇人带下黄赤。

清肝达郁汤

【出处】《重订通俗伤寒论》

【组成】焦山栀三钱，生白芍、滁菊花各钱半，归须、广橘白各一钱，川柴胡、苏薄荷（冲）各四分，粉丹皮二钱，清炙草六分，鲜青橘叶（剪碎）五片。

【用法】水煎服。

【功用】清肝泻火，理气解郁。

【主治】肝郁不伸，胸满胁痛，腹满而痛，甚则欲泄不得泄，泄而不畅。

化肝煎

【出处】《景岳全书》

【组成】青皮、陈皮、芍药各二钱，丹皮、山栀、泽泻、贝母各三钱。

【用法】水煎服。

【功用】疏肝泄热和胃。

【主治】怒气伤肝，气逆动火，胁痛胀满，烦热吐衄，胃脘灼痛，苔黄舌红，脉弦或数。

栝楼枳壳汤

【出处】《万病回春》

【组成】栝楼（去壳）、枳实（麸炒）、桔梗、抚芎、苍术（米泔浸）、香附、杏仁（去皮、尖）、片芩（去朽）、贝母（去心）、陈皮各一钱，砂仁、木香（另研）各五分。

【用法】锉，生姜三片，水煎，入竹沥、姜汁少许，磨木香调服。

【功用】理气解郁，化痰行滞。

【主治】痰郁，动则喘满气急，痰嗽不出，胸胁痛，脉沉滑。

大顺汤

【出处】《医醇剩义》

【组成】蒺藜、橘饼各四钱，郁金、茯苓各二钱，乌药、广皮、厚朴、枳壳、青皮、白术各一钱，木香五分，煨姜三片。

【用法】水煎服。

【功用】疏肝解郁，理气健脾。

【主治】肝郁下利，胁痛腹痛，噫气食少。

木香调气散

【出处】《杂病源流犀烛》

【组成】木香、乌药、香附、枳壳、青皮、陈皮、厚朴、川芎、苍术各一钱，砂仁五分，桂枝、甘草各三分，生姜三片。

【用法】为粗末，水煎服。

【功用】理气调肝，和中除满。

【主治】气郁，胸满胁痛，脉沉涩。

◎体虚烦热

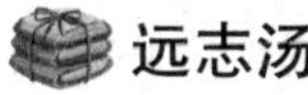

远志汤

【出处】《证治准绳》

【组成】远志（黑豆、甘草同煎，去骨）、黄芪、当归（酒洗）、麦门冬（去心）、酸枣仁（炒，研）、石斛各一钱半，人参（去芦）、茯神（去皮、木）各七分，甘草五分。

【用法】水二盅，煎八分，食远服。

【功用】益气养阴，宁心安神。

【主治】心虚烦热，夜卧不守，及病后虚烦不寐。

【加减】烦甚者，加竹叶、知母。

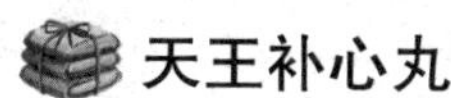

天王补心丸

【出处】《杨氏家藏方》

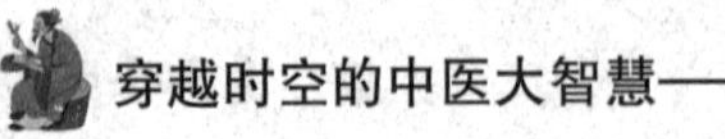

【别名】天王补心丹（《世医得效方》）

【组成】熟干地黄（洗，焙）四两，白茯苓（去皮）、茯神（去木）、当归（洗，焙）、远志（去心）、石菖蒲、黑参、人参（去芦头）、麦门冬（去心）、天门冬（去心）、桔梗（去芦头）、百部、柏子仁、杜仲（姜汁炒）、甘草（炙）、丹参（洗）、酸枣仁（炒）、五味子（去梗）各一两。

【用法】为细末，炼蜜为丸，每一两做十丸，金箔为衣，每次服一丸，食后、临卧灯心、枣汤化下。

【功用】宁心保神，益血固精，壮力强志，清热化痰。

【主治】烦热惊悸，咽干口燥，夜寐不安，梦遗健忘等症。

滋阴抑火汤

【出处】《证治准绳》

【组成】当归、芍药（煨）、生地黄、川芎、黄连、知母、熟地黄各一钱，肉桂、甘草各五分。

【用法】水二盅，煎七分，入童便半盏，食前服。

【功用】滋阴降火。

【主治】阴虚火旺，惊悸失眠，潮热盗汗，性情急躁，五心烦热，小便短赤，舌红少苔，脉细数。

【加减】若身如飞扬，心跳不定，加紫石英、人参各一钱。

◎自汗、盗汗

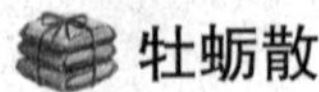

牡蛎散

【出处】《备急千金要方》

【组成】牡蛎、白术、防风各三两。

【用法】为细末，酒服方寸匕，日二。

【功用】收敛止汗，兼以疏风。

【主治】自汗，盗汗，及体虚外感风邪引起的头痛。

牡蛎黄芪桂枝汤

【出处】《医学启蒙》

【组成】牡蛎、麻黄根、浮小麦各一钱，黄芪二钱，桂枝五分，白术、甘草各五分。

【用法】水煎服。

【功用】益气敛汗。

【主治】自汗，盗汗。

宁肺桔梗汤

【出处】《医宗金鉴》

【组成】苦桔梗、贝母（去心）、当归、栝楼仁（研）、生黄芪、枳壳（麸炒）、甘草节、桑白皮（炒）、防己、百合（去心）、薏苡（炒）各八分，五味子、地骨皮、知母（生）、杏仁（炒，研）、苦葶苈各五分。

【用法】水二盅，姜三片，煎至八分，不拘时服。

【功用】清肺排脓，益气生肌。

【主治】肺痈溃后，脓腐不尽而兼里虚，胸膈胁肋隐痛不止，口燥咽干，烦闷多渴，自汗盗汗，眠卧不得，咳吐稠痰腥臭者。

养肺去痿汤

【出处】《疡医大全》

【组成】金银花、麦冬各三钱，生地、百合各二钱，紫菀、百部各五分，生甘草五钱，款冬花、贝母、白薇各三分，天冬一钱。

【用法】水煎服。

【功用】养阴清肺，化痰止咳。

【主治】久嗽肺痿生疮，咳唾稠痰腥臭，胸疼气喘，不能平卧，咳则痛甚，咽哑，盗汗自汗，皮肤黄瘦，毛悴色焦。

黄芪建中汤

【出处】《金匮要略》

【别名】黄芪汤（《外台秘要》引《古今录验》）

【组成】桂枝（去皮）、甘草（炙）、生姜各三两，大枣十二枚，芍药六两，胶饴一升，黄芪一两半。

【用法】以水七升，煮取三升，去滓，纳胶饴，更上微火消解，温服一升，日三服。

【功用】温中补虚，缓急止痛。

【主治】虚劳里急，诸不足，小腹急痛，脐下虚满，面色萎黄，唇口干燥，胸中烦悸，少力身重，骨肉酸痛，行动喘乏，食欲不振，病后虚弱，自汗盗汗。

【加减】气短腹满者，加生姜；腹满者，去枣，加茯苓一两半；疗肺虚损不足，补气，加半夏三两。

◎疟疾

六合定中丸

【出处】《医方易简新编》

【组成】苏叶、藿香叶、香薷各四两，木香（另研细末）、檀香（另研）、生甘草、柴胡各一两，赤茯苓、木瓜、羌活各二两，枳壳二两五钱，厚朴（姜汁制）一两五钱。

【用法】共为细末，炼蜜杵匀为丸，重一钱五分，每次一丸。中暑，冰水或冷水调服；霍乱转筋，阴阳水调服；泄泻、痢疾，温水调服；伤饮食，莱菔子煎汤下；心胃痛，吴茱萸煎汤下。

【功用】宣泄畅中。

【主治】中暑，霍乱转筋，痢疾，泄泻，疟疾，伤饮食，心胃痛等。

正气散

【出处】《太平惠民和剂局方》

【组成】甘草（炒）七钱，陈皮、藿香（去梗）、白术各一两，厚朴、半夏（同厚朴为末，生姜四两，研烂，同为饼子，微炒）各三两。

【用法】为细末，每服二钱，生姜三片，枣一枚，水一盏，煎至七分，食前稍热服。

【功用】健脾化湿，行气宽中。

【主治】脾胃湿滞，气机不畅，胸膈噎塞，胁肋胀满，心下坚痞，呕逆酸水，怠惰嗜卧，不思饮食；又治久患疟疾，膈气心痛。

养胃汤

【出处】《证治准绳》

【组成】厚朴（姜汁炙）、苍术（米泔浸，去皮，锉，炒）、半夏（汤泡）各一两，藿香、草果仁、茯苓、人参各半两，甘草（炙）、橘红各二钱半。

【用法】锉散，每服三钱，水一盏，姜七片，乌梅一个，煎六分，去滓，热服。

【功用】温中快膈，燥湿辟秽。

【主治】外感风寒，内伤生冷，及冷饮伤脾，发为疟疾；或中脘虚寒，呕逆恶心。

【加减】若寒疟，加桂枝。

七宝饮

【出处】《医方类聚》载《简易方》引《太平惠民和剂局方》

【别名】七宝散（《杨氏家藏方》）、七宝汤（《易简方》）、截疟七宝饮（《医学正传》）

【组成】厚朴（姜汁制）、陈皮、甘草（炙）、草果仁、常山（鸡骨者）、槟榔、青皮各等份。

【用法】咀，每服五钱，水盏半、酒半盏，煎取一盏，去滓，露一宿，来早又烫温，向东服了，睡片时，忌热物半日。寒多加酒，热多加水，须慢火煎令熟，不吐不泻，一服即效。

【功用】理气燥湿，祛痰截疟。

【主治】一切疟疾，无问寒热多少先后、连日间日，及不服水土，山岚瘴气，寒热如疟等。

◎蛲虫病

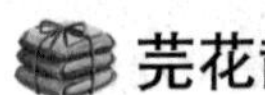芫花散

【出处】《太平圣惠方》

【组成】芫花（醋拌，炒令干）、狼牙、雷丸、桃仁（汤浸，去皮、尖、双仁，生用）、白芜荑各三分。

【用法】捣碎罗为散，隔宿勿食，平旦以粥饮调下一钱。

【功用】杀虫。

【主治】蛲虫。

◎绦虫病

石榴汤

【出处】《外台秘要》引《广济方》

【别名】石榴根汤（《圣济总录》）

【组成】醋石榴根（东引者）一大握，芜荑三两，牵牛子半两。

【用法】上三味以水六升，煮取二升，去滓，别和牵牛子末，分三次服，每服如人行五里更服。尽快利，虫亦尽死出。忌生冷、猪、鱼、牛肉、白酒、葵、笋。

【功用】驱虫，泻下。

【主治】寸白虫（绦虫），患者渐渐羸瘦。

◎钩虫病

复方雷榧丸

【出处】《中医内科临床治疗学》引冷柏枝方

【组成】生雷丸末、榧子仁各一两，苍术、白术、皂矾各五钱。

【用法】共细末，水泛小丸，如梧桐子大，每次三钱，每日两次，开水送服。可连服七至十五天，不可间断。

【功用】杀虫健脾泻浊。

【主治】钩虫病。

◎中毒诸症

鸡苏散

【出处】《宣明论方》

【组成】桂府腻白滑石六两，甘草一两，薄荷叶二钱三分。

【用法】为细末，每服三钱，蜜少许，温水调下，日三服，无蜜亦得；欲冷饮者，新汲水调下；解利伤寒发汗，水一盏，葱白五寸，豆豉五十粒，煮取汁一盏，调下四钱。

【功用】清热利湿。

【主治】伤寒中暑，烦躁口渴，小便不通，泻痢热疟，霍乱吐泻，酒食中毒，石淋，产后乳汁不通。

五神汤

【出处】《辨证录》

【组成】茯苓、车前子、紫花地丁各一两，金银花三两，牛膝五钱。

【用法】水煎服。

【功用】渗湿清热解毒。

【主治】多骨痈，委中毒，焮红色赤，溃速，属湿热凝结者。

三豆饮子

【出处】《伤寒总病论》

【组成】赤小豆、黑豆、绿豆各九两，甘草六钱。

【用法】水煮熟，分七份，逐日空腹时，食豆饮汁。

【功用】清暑利湿，解毒和中。

【主治】天行痘疮，暑热，浮肿及食物中毒等。

◎中风不语

神仙解语丹

【出处】《校注妇人良方》

【组成】白附子（炮）、石菖蒲（去毛）、远志（去心，甘草水煮）、天麻、全蝎、羌活、白僵蚕、南星（牛胆酿，如无，只炮）各一两，木香半两。

【用法】为细末，面糊为丸，梧桐子大，辰砂为衣，每服二十丸至三十丸，薄荷汤下，无时候。

【功用】息风化痰，通络开窍。

【主治】中风不语，心脾受风，言语謇涩，舌强不转，涎唾溢盛。

竹沥化痰丸

【出处】《万病回春》

【别名】导痰小胃丹（《万病回春》）

【组成】南星、半夏（二药用皂矾、姜水浸煮，干）、陈皮、枳实（二药用皂矾水泡半日，炒）、白术（去芦）、苍术（用米泔、皂矾水浸一宿，去黑皮，切，晒干炒）各二两，桃仁（去皮）、杏仁（用皂矾水泡，去皮、尖）、红花（酒蒸）、白芥子（炒）、大戟（长流水煮一时，晒干）、芫花（醋拌湿，过一宿，炒黑）、甘遂（面裹煨）、黄柏（炒褐色）各一两，大黄（酒湿纸包煨过，再以酒炒）一两半。

【用法】为末，姜汁、竹沥打蒸饼糊为丸，如绿豆大，每服三十丸，极甚者五七十丸，量人虚实加减，再不可多，恐伤胃气也。

【功用】清热燥湿，逐痰开窍。

【主治】湿痰上攻，头风头痛，痰火眩晕，痰痞积块，痰火在膈上哮吼，喉痹肿痛，中风不语，瘫痪初起。

解语丹

【出处】《永类钤方》

【组成】白附子（炮）、石菖蒲、远志肉、天麻、全蝎（去毒，酒炒）、羌活、僵蚕、牛胆、南星各一两，木香五钱。

【用法】研细末，丸如梧桐子大，朱砂为衣，每服三十丸，薄荷汤下。

【功用】息风化痰开窍。

【主治】心脾中风，痰阻廉泉，舌强不语，半身不遂。

◎中风昏迷

大醒风汤

【出处】《太平惠民和剂局方》

【组成】南星（生）八两，防风（生）四两，独活（生）、附子（生，去皮、脐）、全蝎（微炒）、甘草（生）各二两。

【用法】咀，每服四钱，水二大盏，生姜二十片，煎至八分，不拘时候，日进二服。

【功用】搜风祛痰，通络止痉。

【主治】中风痰厥，涎潮昏晕，手足抽搐，半身不遂，历节痛风，筋脉挛急。

天麻散

【出处】《卫生宝鉴》

【组成】半夏七钱，老生姜、白茯苓（去皮）、白术、炙甘草各三钱，天麻二钱半。

【用法】上药锉为末，用水一盏，瓷器内同煮至水干，焙为末，每服一钱半，生姜、大枣汤调下，不拘时候，大人三钱。

【功用】息风化痰。

【主治】小儿急慢惊风，及大人中风涎盛，半身不遂，言语艰难，不省人事。

交加散

【出处】《本草纲目》引《太平圣惠方》（原无方名，今据《校注妇人良方》补）

【组成】当归、荆芥穗各等份。

【用法】为末，每服三钱，水一盏，酒少许，童尿少许，煎七分，灌之，下咽即有生意。

【功用】养血祛风。

【主治】产后中风，不省人事，口吐涎沫，手足瘛疭。

续命汤

【出处】《外台秘要》引《深师方》

【组成】人参、木防己、麻黄（去节）、芍药、芎䓖、甘草（炙）、黄芩、白术各一两，桂心、防风各二两，大附子（炮）一枚，生姜五两。

【用法】上十二味，切，以水一斗二升，煮取三升，分为三服，不愈复服。忌海藻、菘菜、生葱、猪肉、桃李、雀肉。

【功用】祛风扶正。

【主治】中风口噤，卒死不知人。

◎神经衰弱、失眠

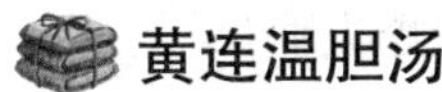

黄连温胆汤

【出处】《六因条辨》

【组成】黄连一钱六分，半夏、竹茹、枳实、茯苓各三钱，陈皮二钱，甘草一钱，生姜两片。

【用法】水煎服。

【功用】清热燥湿，化痰和中。

【主治】温病湿热夹痰，失眠，眩晕，心烦，口苦。

血府逐瘀汤

【出处】《医林改错》

【组成】当归、生地、枳壳、赤芍、甘草各二钱，桃仁四钱，红花、牛膝各三钱，柴胡一钱，桔梗、川芎各一钱半。

【用法】水煎服。

【功用】活血祛瘀，疏肝理气。

【主治】胸中血瘀，胸痛，头痛日久，疼如针刺，或呃逆，或烦闷，心悸失眠，急躁善怒，入暮阵热，或舌质暗红，舌边有瘀斑，舌红有瘀点，唇暗或目眶暗黑，脉涩或弦紧者。

三一肾气丸

【出处】《丹溪心法附余》

【组成】熟地黄、生地黄、山药（俱怀庆者）、山茱萸肉各四两，牡丹皮、赤白茯苓、泽泻、锁阳、龟板各三两，牛膝（川者）、枸杞子（甘州）、人参（辽）、麦门冬、天门冬各二两，知母、黄柏、五味子（辽）、肉桂各一两。

【用法】为细末，炼蜜为丸，如梧桐子大，每服五十丸，渐加至六七十丸，空心盐汤或温酒送下。

【功用】滋阴降火，补气助阳。

【主治】心肾阴亏，火动遗精，头目眩晕，腰膝酸软，惊悸失眠。

【加减】虚甚者，加鹿茸一两，虎胫骨一两。

女真丹

【出处】《摄生众妙方》

【别名】二至丸（《医便》）

【组成】冬青子（即女贞实，酒浸一昼夜，去皮，晒干为末），旱莲草（捣汁熬浓）。

【用法】将旱莲草浓汁和前药末为丸，如梧桐子大，每服一百丸，临卧时用酒送下。

【功用】补肾养肝。

【主治】肝肾阴虚，头晕眼花，腰膝酸软，失眠，多梦，遗精，口苦咽干，头发早白。

水火既济丹

【出处】《惠直堂经验方》

【组成】茯苓四两，山药、柏子仁（去油）各三两，归身（酒洗）、生地（酒洗）、五味、龙眼肉（捣膏）、枸杞（盐炒）、秋石、麦冬（去心）、莲肉（去心）、元参各二两，丹参一两五钱。

【用法】共为末，用芦根捣汁，打芡实粉糊为丸，如梧桐子大，每服一钱，渐加至二钱，早、晚白汤送下。

【功用】养心血，益心气，滋肾水。

【主治】心肾两虚，失眠，健忘，遗精。

归脾汤

【出处】《正体类要》

【别名】加味归脾汤（《古今医鉴》）、归脾养荣汤（《疡科心得集》）

【组成】白术、当归、茯苓、黄芪（炙）、龙眼肉、远志、酸枣仁（炒）各一钱，木香五钱，甘草（炙）三分，人参一钱。

【用法】加生姜、大枣，水煎服。

【功用】健脾益气，补血安神。

【主治】心脾两虚，气血不足，心悸健忘，失眠多梦，发热，体倦食少，面色萎黄，舌质淡，苔薄白，脉细弱，以及脾不统血所致便血，妇女月经赶前、量多、甚或崩漏者。

炙甘草汤

【出处】《伤寒论》

【别名】复脉汤（《伤寒论》）

【组成】甘草（炙）四两，生姜（切）、桂枝（去皮）各三两，人参、阿胶各二两，生地黄一斤，麦门冬（去心）、麻仁各半斤，大枣（擘）三十枚。

【用法】上九味，以清酒七升，水八升，先煮八味，取三升，去滓，纳胶烊消尽，温服一升，日三服。

【功用】益气养血，滋阴复脉。

【主治】气虚血少，虚羸少气，心悸心慌，虚烦失眠，大便干结，舌质淡红少苔，脉结代；虚劳肺痿，久咳不止，涎唾甚多，咽燥而渴，痰中有血，心悸心烦，少气，失眠，自汗盗汗，脉虚数。

◎癫痫

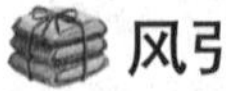

风引汤

【出处】《金匮要略》

【别名】紫石煮散（《备急千金要方》）、癫痫汤（《普济方》）

【组成】大黄、干姜、龙骨各四两，桂枝三两，甘草、牡蛎各二两，寒水石、滑石、赤石脂、白石脂、紫石英、石膏各六两。

【用法】杵，粗筛，以韦囊盛之。取三指撮，井花水三升，煮三沸，温服一升。

【功用】清热息风，重镇潜阳。

【主治】肝阳亢盛，风邪内动之癫痫、风瘫，突然仆倒，筋脉拘急，两目上视，喉中痰鸣，神志不清，舌红苔黄腻，脉滑者。

石膏粥

【出处】《太平圣惠方》

【组成】石膏半斤，粳米一合。

【用法】以水五大盏，煮石膏，取二大盏，去石膏，用米煮粥，欲熟，入葱白二茎，豉汁二合，更同煮，候熟，空心食之。石膏可三度用之。

【功用】清热养胃，宣郁除烦。

【主治】风邪癫痫，口干舌焦，心烦头痛，暴热闷乱。

三圣散

【出处】《儒门事亲》

【组成】防风（去芦）、瓜蒂（碾破，以纸卷定，连纸锉细，去纸，用粗罗子罗过，另放末，将渣炒微黄，次入末一处，同炒黄用）各三两，藜芦（去苗及心）二钱五分（或半两或一两）。

【用法】各为粗末，每服约半两，以韭汁三茶盏，先用二盏煎三五沸，去韭汁，次入一盏，煎至三沸，却将原二盏，同一处熬二沸，去滓澄清，放温，徐徐服之，不必尽剂，以吐为度。

【功用】涌吐风痰。

【主治】中风闭证，失音闷乱，口眼㖞斜或不省人事，牙关紧闭，脉浮滑实；癫痫，浊痰壅塞胸中，上逆时发；误食毒物，停于上脘者。

独圣散

【出处】《儒门事亲》

【组成】瓜蒂不拘多少。

【用法】为细末，每服一钱或二钱，齑汁调服。

【功用】涌吐痰食。

【主治】痰涎宿食，壅塞上脘，胸中痞硬，心中烦闷，或癫痫有痰浊停于胸膈，上逆时发者。

【加减】胁痛，加全蝎；头痛，加郁金。

五痫丸

【出处】《杨氏家藏》

【别名】五痫神应丸（《景岳全书》）

【组成】天南星（炮）、乌蛇（酒浸一宿，去皮、骨，焙干，称）、白僵蚕（炒，去丝、嘴）、白矾各一两，朱砂（别研）二钱半，全蝎（去毒）、半夏（汤浸七次）各二两，雄黄（研）一钱半，蜈蚣（去头、足，炙）半条，白附子（炮）五钱，麝香（别研）三字，皂角（捶碎，用水半升，挼汁去渣，与白矾一处熬干为度，研）四两。

【用法】为细末，生姜汁煮面糊为丸，如梧桐子大，每服三十丸，食后用生姜汤送下。

【功用】豁痰息风，定痉止痫。

【主治】癫痫。

祛痰定癫汤

【出处】《石室秘录》

【别名】定癫汤（《集成良方三百种》）

【组成】人参、半夏各三钱，白术、白芍、茯神各五钱，附子一片，甘草、陈皮、菖蒲各一钱。

【用法】水煎服。

【功用】益气健脾，化痰定癫。

【主治】癫痫，气虚有痰，猝然昏倒，口吐白沫，作牛马等声。

龙脑安神丸

【出处】《御药院方》

【组成】茯神（去粗皮，取末）、人参（去芦、头）、麦门冬（去心）、乌犀（取末）、朱砂各二两，地骨皮、甘草（取末）、桑白皮（取末）各一两，马牙硝（别研）一钱，龙脑（别研）、牛黄（别研）、麝香（别研）各三钱，金箔三十五箔。

【用法】为细末，炼蜜丸如弹子大，金箔为衣，如有风痫病，冬月用温水化下，夏月用凉水化下，不拘时候；治虚劳发热喘嗽，用新汲水一盏化开服，喘满痰嗽立止；治男子妇人语涩舌强，日进三服，食后温水化下。小儿一丸分作二次服。

【功用】清热化痰，养心安神。

【主治】癫痫，无问远年日近发作无时，服诸药不效者，以及虚劳发热喘嗽，男子妇人语涩舌强。

金箔镇心丸

【出处】《杂病源流犀烛》

【组成】胆南星一两，天竺黄、琥珀、朱砂各五钱，牛黄、雄黄、珍珠各二钱，麝香五分。

【用法】为末，炼蜜为丸，金箔为衣，每服一丸，薄荷汤送下。

【功用】安神镇惊，清热化痰。

【主治】癫痫，惊悸怔忡，气郁，一切痰火闭郁之证。

神曲丸

【出处】《备急千金要方》

【别名】磁朱丸（《本草纲目》）

【组成】神曲四两，磁石二两，光明砂一两。

【用法】为末，炼蜜为丸，如梧子，饮服三丸，日三。

【功用】重镇安神，潜阳明目。

【主治】肾阴不足，心阳偏亢而致视物昏花，耳鸣耳聋，心悸失眠。亦治癫痫。

柴胡加龙骨牡蛎汤

【出处】《伤寒论》

【组成】柴胡四两，龙骨、黄芩、生姜（切）、铅丹、人参、桂枝（去皮）、茯苓、牡蛎（熬）各一两半，半夏（洗）二合半，大黄二两，大枣（擘）六枚。

【用法】以水八升，煮取四升，纳大黄，切如棋子，更煮一两沸，去滓，温服一升。

【功用】和解清热，镇惊安神。

【主治】伤寒往来寒热，胸胁苦满，烦躁，惊狂不安，时有谵语，身重难以转侧，小便不利；癫痫；小儿内伤食滞，痰热搏结中脘引起食厥，热厥等证。

◎头痛

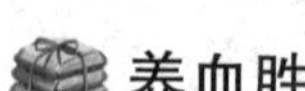

养血胜风汤

【出处】《医醇剩义》

【组成】生地六钱，当归、柏子仁、杭菊各二钱，白芍一钱五分，川芎一钱，枸杞子、黑芝麻各三钱，五味子五分，桑叶一钱，红枣十枚。

【用法】水煎服。

【功用】养血疏风。

【主治】血虚头痛，自觉头脑俱空，目眊而眩。

黑锡丹

【出处】《古今图书集成》

【别名】黑铅丹（《成方切用》）、二味黑锡丹（《饲鹤亭集方》）

【组成】黑铅、硫黄各二两。

【用法】将铅熔化，渐入硫黄，候结成片，倾地上出火毒，研至无声为度。

【功用】镇纳浮阳，降逆平喘。

【主治】虚阳上越，头晕头痛，目眩耳鸣；阴火逆冲，真阳暴脱，气喘痰升；虚火上炎，口舌生疮等。

◎偏头痛

神圣散

【出处】《太平圣惠方》

【组成】麻黄、细辛、全蝎、藿香各五钱。

【用法】上药共研细末，每服一钱，用薄荷或荆芥煎汤调下，日服二次。也可改用饮片作汤剂水煎服，各药用量按常规剂量。

【功用】祛风散寒止痛。

【主治】脑风，及洗头后伤风，偏头痛甚者。

清上蠲痛汤

【出处】《寿世保元》

【组成】当归二钱，川芎、白芷、羌活、防风、苍术、麦冬、独活各一钱，菊花、蔓荆子各五分，细辛、生甘草各一分，黄芩一钱三分。

【用法】水煎服。

【功用】散风热，止头痛。

【主治】一切正偏头痛。

◎心绞痛

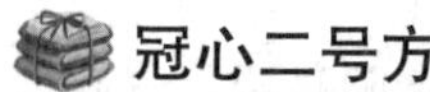

冠心二号方

【出处】《方剂学》

【组成】川芎、赤芍、红花、降香各五钱，丹参一两。

【用法】水煎服。

【功用】活血祛瘀，行气止痛。

【主治】冠心病心绞痛证属血瘀者。

◎高血压

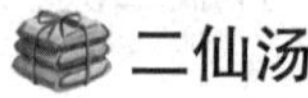

二仙汤

【出处】《妇产科学》

【组成】仙茅、仙灵脾、当归、巴戟天各一钱八分，黄柏、知母各九分。

【用法】日服一剂，水煎取汁，分二次服。

【功用】温肾阳，补肾精，泻肾火，调冲任。

【主治】妇女更年期综合征、高血压、闭经，以及其他慢性疾病见有肾阴、肾阳不足而虚火上炎者。

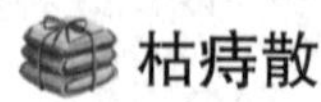

枯痔散

【出处】《中医外科学简编》

【组成】白矾、白砒、硼砂、雄黄、硫黄各二钱。

【用法】先将白矾、白砒、硼砂、雄黄共研粗末，投入砂罐内，罐口以纸封闭，在纸的中央剪一如拇指尖大的圆孔，置火炉上烧炼，待罐内药物完全熔化时，即从孔中倾入已研细之硫黄末，改用文火，待完全炼干后离火，凉后倒出药饼，研为极细粉末，贮瓶备用。临用时，先用温水洗净患处，以棉纸将痔疮的周围与好肉隔开，后以枯痔散调涂痔上，并以棉纸反折包裹，使药不致外溢，免损伤好肉。其用量宜从小量开始，逐日递增。每日涂药一到二次，若涂八到十次，痔疮自然脱落。

【功用】溃坚散瘀，腐蚀痔核。

【主治】痔疮、三期内痔合并直肠黏膜脱垂者，以及老年或继发性贫血，肺结核、高血压合并痔疮者。

◎心力衰竭

独参汤

【出处】《丹溪心法》

【组成】人参（去芦）一两。

【用法】㕮，水二盅，枣五个煎，不拘时，细细服之。

【功用】益气固脱。

【主治】劳证后，以此补之。现在还用于大失血，创伤休克、心力衰竭等危重病人，症见面色苍白，神情淡漠，肢冷汗多，脉象沉微欲绝。

外科古方

◎疮、肿毒

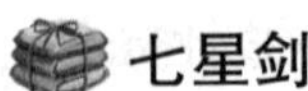

七星剑

【出处】《外科正宗》

【组成】野菊花（嫩头）、苍耳头、豨莶草、半枝莲、地丁草各三钱，麻黄一钱，紫河车（此为草河车）二钱。

【用法】用好酒一斤，煎至一碗，滤清热服，被盖出汗为度。

【功用】清热透邪，解毒消肿。

【主治】疔疮初起，憎寒发热，恶心呕吐，肢体麻木，痒痛非常，心烦作躁，甚者昏愦。

双解散

【出处】《疡医大全》

【组成】防风、川芎、当归、白芍、大黄、薄荷叶、连翘各五分，石膏、桔梗、黄芩各八分，桂枝、荆芥穗各三分，滑石二钱四分，甘草一钱。

【用法】姜引，水煎服。

【功用】解表托毒，泄热通便。

【主治】痘疮表里俱实者。

荆防败毒散

【出处】《摄生众妙方》

【组成】羌活、独活、柴胡、前胡、枳壳、茯苓、防风、荆芥、桔梗、川芎各一钱五分，甘草五分。

【用法】用水一盅半，煎至八分，温服。

【功用】发汗解表，消疮止痛。

【主治】疮肿初起。症见红肿疼痛，恶寒发热，无汗不渴，舌苔薄白，脉浮数。

秘传敛瘤膏

【出处】《外科正宗》

【组成】血竭、轻粉、龙骨、海螵蛸、象皮、乳香各一钱，鸡蛋（煮熟，用黄熬油一小盅）十五枚。

【用法】除鸡蛋油外，各研为细末，共再研和，入鸡蛋油内搅匀，每日早晚先以甘草汤洗净患处，用鸡翎蘸药搽擦，膏药盖贴。

【功用】活血定痛，生肌收口。

【主治】瘿瘤枯落，疮口不敛。

石楠圆

【出处】《太平惠民和剂局方》

【别名】石南丸（《世医得效方》）

【组成】赤芍药、薏苡仁、赤小豆、当归（去芦）、石南叶、牵牛子、麻黄（去根、节）、陈皮（去白）、杏仁（去皮、尖，双仁，炒）、大腹皮（连子用）、川芎各二两，牛膝（去苗）、五加皮各三两，萆薢、独活（去芦）、杜仲（锉，炒）、木瓜各四两。

【用法】为细末，以酒浸蒸饼为丸，如梧桐子大，每服十丸至二十丸，木瓜汤送下，早起、日中、临卧各一服。

【功用】祛风解毒，活血利湿，强壮筋骨。

【主治】风毒脚肿疼痹，脚肿生疮，脚下隐痛，不能踏地，脚膝筋挛不能屈伸，项背腰脊拘急不快；风毒上攻，头面浮肿，或生细疮，出黄赤汁，或手臂少力，或口舌生疮，牙龈宣烂，齿摇发落，耳中蝉声，头眩气促，心腹胀闷，小便时涩，大便或难。

仙遗粮汤

【出处】《景岳全书》

【组成】土茯苓（用鲜者）二两，当归、生地、防风、薏仁各八分，金银花、黄连、连翘各一钱，白术、白鲜皮各七分，皂刺六分，甘草四分。

【用法】将土茯苓洗净，用木臼捶碎，用水三碗，煎二碗去渣，入药后加灯心二十根，煎至一碗，食远服。

【功用】祛湿清热解毒。

【主治】杨梅疮，不拘始终虚实。

大连翘饮

【出处】《外科正宗》

【组成】连翘、瞿麦、滑石、车前子、牛蒡子、赤芍、山栀、当归、防风、黄芩、柴胡、甘草、荆芥、蝉蜕、石膏各五分。

【用法】水二盅，灯心二十根，煎至八分，母子同服。

【功用】清热利湿，凉血疏风。

【主治】小儿丹毒发热，痰涎壅盛，一切诸疮痧疹，颈项生核，或破伤风、伤寒、时行发热。

千金消毒散

【出处】《万病回春》

【组成】连翘、黄连、赤芍各一钱，归尾、金银花各一两，皂角刺、牡蛎、大黄、天花粉、芒硝各三钱。

【用法】锉末，酒、水各半煎服。

【功用】清热解毒，消肿散结。

【主治】一切恶疮、无名肿毒、发背疔疮、便毒初发，脉洪数弦实，肿甚欲作脓者。

飞龙丹

【出处】《外科证治全生集》

【别名】蟾酥丸（《外科证治全生集》）

【组成】寒水石、蟾酥（酒化）、蜈蚣（去足）各三钱，血竭、乳香、没药、雄黄、胆矾、铜绿、僵蚕、全蝎（酒炒）、穿山甲各一钱，红砒、枯矾、朱砂、冰片、皂角刺、轻粉各三分，蜗牛二十一个。

【用法】共为细末，以酒化蟾酥为丸，金箔为衣，绿豆大，每服一丸，葱白包裹，酒送下，覆盖取汗。

【功用】清热解毒，消肿定痛。

【主治】痈疖疔疮。

◎疔

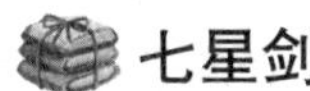

七星剑

【出处】《外科正宗》

【组成】野菊花（嫩头）、苍耳头、豨莶草、半枝莲、地丁草各三钱，麻黄一钱，紫河车（此为草河车）二钱。

【用法】用好酒一斤，煎至一碗，滤清热服，被盖出汗为度。

【功用】清热透邪，解毒消肿。

【主治】疔疮初起，憎寒发热，恶心呕吐，肢体麻木，痒痛非常，心烦作躁，甚者昏愦。

千金消毒散

【出处】《万病回春》

【组成】连翘、黄连、赤芍各一钱，归尾、金银花各一两，皂角刺、牡蛎、大黄、天花粉、芒硝各三钱。

【用法】锉末，酒、水各半煎服。

【功用】清热解毒，消肿散结。

【主治】一切恶疮、无名肿毒、发背疔疮、便毒初发，脉洪数弦实，肿甚欲作脓者。

飞龙丹

【出处】《外科证治全生集》

【别名】蟾酥丸（《外科证治全生集》）

【组成】寒水石、蟾酥（酒化）、蜈蚣（去足）各三钱，血竭、乳香、没药、雄黄、胆矾、铜绿、僵蚕、全蝎（酒炒）、穿山甲各一钱，红砒、枯矾、朱砂、冰片、皂角刺、轻粉各三分，蜗牛二十一个。

【用法】共为细末，以酒化蟾酥为丸，金箔为衣，绿豆大，每服一丸，葱白包裹，酒送下，覆盖取汗。

【功用】清热解毒，消肿定痛。

【主治】痈疖疔疮。

五味消毒饮

【出处】《医宗金鉴》

【组成】金银花三钱，野菊花、蒲公英、紫花地丁、紫背天葵子各一钱二分。

【用法】水二盅，煎至八分，加无灰酒半盅，再煎二三沸时，热服。渣如法再煎服，被盖出汗为度。

【功用】清热解毒消肿。

【主治】疔疮痈肿初起，红肿热痛，憎寒发热者。

◎ 多发性脓肿

绛珠膏

【出处】《外科大成》

【组成】麻油十两，鸡子黄十个，血余五钱，天麻子肉八十一粒，白蜜蜡三两，黄丹（飞）二两，乳香、没药、轻粉、珍珠、血竭、儿茶各三钱，朱砂二钱，冰片一钱，麝香五分。

【用法】以麻油炸血余焦化，入麻子肉炸枯去渣，入蜡，候化离火，少时，入黄丹搅匀，再加细药，和匀收用，摊贴患处。

【功用】去腐，定痛，生肌。

【主治】痈疽溃疡。

【加减】乳岩加银朱一两掺入。

回阳生肌散

【出处】《赵炳南临床经验集》

【组成】人参、鹿茸各五钱，雄黄五分，乳香一两，琥珀二钱五分，京红粉一钱。

【用法】为细末，薄撒于疮面上；或制药捻用。

【功用】回阳生肌，止痛收敛。

【主治】结核性溃疡（鼠疮），慢性顽固性溃疡及属于阴疮久不收口者。

【禁忌】阳证疮疖及汞过敏者禁用。

八宝丹

【出处】《疡医大全》

【组成】珍珠（布包，入豆腐内煮一伏时，研细）一钱，牛黄五分，象皮（切片）、琥珀（灯心同乳）、龙骨（煅）、轻粉各一钱五分，冰片三分，炉甘石（煅红，研细）三钱。

【用法】共研极细，瓷瓶密贮，每用少许擦疮面，上以膏药或油膏盖贴。

【功用】生肌敛疮。

【主治】一切溃疡，脓腐已净须收口者。

黄芪膏

【出处】《赵炳南临床经验集》

【组成】黄芪十斤。

【用法】加净水一百斤，煎煮六至七小时后，过滤取汁，再煎煮浓缩成膏五十两，加入等量蜂蜜，混匀储存备用，每服二钱，日服二次。

【功用】补中益气，托里生肌。

【主治】疮面久不愈合，阴疮脓毒未尽，下肢顽固性溃疡，鱼鳞癣（蛇皮症）。

◎淋巴结结核

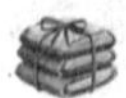

回阳软坚汤

【出处】《赵炳南临床经验集》

【组成】上肉桂一至三钱，白芥子三至五钱，炮姜二至四钱，熟地五钱至一两，白僵蚕二至四钱，橘红三至五钱，三棱三至五钱，麻黄一至二钱，莪术三至五钱，全丝瓜二至五钱。

【用法】水煎服。

【功用】回阳软坚，温化湿痰。

【主治】腋窝淋巴结结核，胸壁结核，胸前疽，腋疽及一切表面皮肤不变，肿硬聚结之阴疽症。

◎脱肛

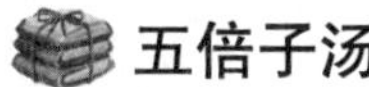

五倍子汤

【出处】《疡科选粹》

【组成】五倍子、朴硝、桑寄生、莲房、荆芥各等份。

【用法】水煎，先熏后洗。

【功用】消肿止痛，收敛止血。

【主治】痔疮、脱肛等肛门病。

养脏汤

【出处】《证治准绳》

【组成】人参（去芦）、甘草（炙）各二钱半，白芍药、白术各半两，南木香、肉桂（去粗皮）各一钱，肉豆蔻、罂粟壳（去蒂，锉，蜜水炒）、诃子肉各一钱半。

【用法】咀，每服二钱，水一盏，姜二片，枣一枚，煎七分，空心温服，或入仓米同煎。

【功用】温补脾肾，涩肠止泻。

【主治】久泻久痢，脾肾虚寒，泻痢无度，腹痛喜温喜按，食少神疲，及脱肛坠下者。

诃子皮散

【出处】《兰室秘藏》

【组成】御米壳（去蒂萼，蜜炒）、橘皮各五分，干姜（炮）六分，诃子（煨，去核）七分。

【用法】为细末，水二盏，煎至一盏，和渣，空心热服。

【功用】温中散寒，涩肠固脱。

【主治】肠胃虚寒，肠滑不固，泻下完谷，腹鸣腹痛，甚至脱肛；或下痢脓血，白多赤少，腹痛里急后重。

提肛散

【出处】《外科正宗》

【组成】川芎、当归、白术、人参、黄芪、陈皮、甘草各一钱，升麻、柴胡、条芩、黄连、白芷各五分。

【用法】水二盅，煎八分，食远服，渣再煎服。

【功用】益气养血，清热举陷。

【主治】气虚肛门下坠及脱肛便血、脾胃虚弱。

◎痔疮

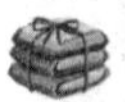

洗痔黄硝汤

【出处】《疡医大全》

【组成】大黄二两，朴硝一两。

【用法】先用水十二碗煎大黄至八碗，再入朴硝，略滚倾桶内熏洗。

【功用】清热泻火，消肿止痛。

【主治】痔疮肿痛。

坎宫锭子

【出处】《外科大成》

【组成】京墨一两，熊胆三钱，胡黄连、儿茶各二钱，冰片一钱，麝香五分，牛黄三分。

【用法】为末，用猪胆汁为主，加姜汁，大黄水浸取汁，酽醋各少许相兑，和药成锭，用凉水磨如墨，以笔蘸药涂于患处。

【功用】清热解毒，消肿止痛。

【主治】焮赤红热肿痛诸毒，痔疮。

五倍子汤

【出处】《疡科选粹》

【组成】五倍子、朴硝、桑寄生、莲房、荆芥各等份。

【用法】水煎，先熏后洗。

【功用】消肿止痛，收敛止血。

【主治】痔疮、脱肛等肛门病。

三品一条枪

【出处】《外科正宗》

【组成】明矾二两，白砒一两五钱，雄黄二钱四分，乳香一钱二分。

【用法】先将明矾、白砒共为极细末，放入小罐内，置炭火上煅至红青烟已尽，旋起白烟，片时约上下红彻，住火，取罐放地上一宿，将罐内砒矾净粉一两取出，再加入雄黄、乳香，共研极细，厚糊调稠，搓成线条状阴干。用时插入疮孔，无孔者先用针刺放孔，早晚插药二次，三日后疮孔增大，每次可插入十余条，插至七日以后疮孔四周自然裂开大缝，一般十四天左右疮管脱落，随用汤洗擦，外上玉红膏。虚者兼服健脾之药。

【功用】祛腐化管，消肿止痛。

【主治】痔疮，漏疮，翻花瘿瘤，气核，瘰疬，疔疮，发背，脑疽等。

二子散

【出处】《疡科选粹》

【组成】木鳖子、五倍子各等份。

【用法】共研细末，调敷患处。

【功用】清火消肿，收敛止血。

【主治】痔疮，肛门热肿。

槐花散

【出处】《普济本事方》

【组成】槐花（炒）、柏叶（杵，焙）、荆芥穗、枳壳（麸炒）各等份。

【用法】上为细末，用清米饮调下二钱，空心食前服。

【功用】清肠止血，疏风行气。

【主治】风热湿毒，壅遏肠道，损伤血络便血证。肠风、脏毒，或便前出血，或便后出血，或粪中带血，以及痔疮出血，血色鲜红或晦暗，舌红苔黄，脉数。

逐瘀汤

【出处】《世医得效方》

【组成】川芎、白芷、生干地黄、赤芍、五灵脂、枳壳（制）、阿胶（炒）、蓬莪术（煨）、茯苓、茯神、生甘草各一分，大黄、桃仁（泡去皮，焙）各一分半。

【用法】为末，每服三钱，水一碗，生姜三片，蜜三匙煎服，以利为度。

【功用】活血祛瘀，通便止痛。

【主治】痔疮，瘀血作痛者。

◎肩周炎

桂枝汤

【出处】《伤科补药》

【组成】桂枝、赤芍、枳壳、香附、陈皮、红花、生地黄、延胡索、当归尾、防风、独活各等份。

【用法】陈酒煎服，每日一剂。

【功用】祛风胜湿，和营止痛。

【主治】肩周炎。

【加减】若气虚不足，面色苍白，神疲乏力者，加党参、黄芪；疼痛明显，动则疼痛加剧者，加附子。

◎跌打损伤

紫荆皮散

【出处】《证治准绳》

【组成】紫荆皮、天南星、半夏、黄柏、炮草乌、当归、川芎、乌药、补骨脂、白芷、刘寄奴、川牛膝、桑白皮各等份。

【用法】上药共为细末。每用适量，以生姜、薄荷汁加水调敷患处，或饴糖调敷。

【功用】活血消肿止痛。

【主治】跌打损伤，瘀肿疼痛。

淮安狗皮膏

【出处】《疡科选粹》

【组成】川芎、白芷、生地黄、熟地黄、当归、白术、陈皮、香附、枳壳、乌药、半夏、青皮、细辛、知母、杏仁、桑白皮、黄连、黄芩、黄柏、栀子、苍术、大黄、柴胡、薄荷、木通、桃仁、玄参、猪苓、泽泻、桔梗、前胡、赤芍药、升麻、麻黄、牛膝、杜仲、山药、远志、续断、高良姜、甘草、连翘、藁本、茵陈、地榆、防风、荆芥、何首乌、羌活、独活、苦参、僵蚕、天麻、天南星、川乌、金银花、白蒺藜、威灵仙、白鲜皮、五加皮、青风藤、益母草、两头尖、五倍子、大枫子、巴豆、穿山甲、芫花、蜈蚣、苍耳头各五钱，桃、柳、榆、桑、楝、楮枝各三十条。

【用法】为粗末，用麻油十二斤浸，夏浸三日，冬浸半月，继则煎至黑枯色，麻布滤去粗，将油再秤，如油十二斤下黄丹五斤，如八斤下黄丹四斤，将油再下锅熬，依此比例下黄丹，徐徐投下，以槐柳棍不住手搅，火先文后武，熬至滴水成珠为度，去火毒，贴患处；另将乳香、没药、龙骨、轻粉各三两，研极细末，贮瓷器内，临用时加入少许。

【功用】散寒除湿，活血消肿，排脓生肌。

【主治】痈疽发背，诸疮肿毒；跌打损伤，筋骨疼痛；风寒湿痹，手足拘急，关节疼痛。

通关散

【出处】《伤科补要》

【组成】牙皂五钱，白芷、细辛各三钱，冰片、麝香各二分，蟾酥五分。

【用法】共为细末，吹入鼻中取嚏。

【功用】通关开窍。

【主治】跌打损伤，牙关紧闭者。

风湿气膏

【出处】《疡科选粹》

【组成】川乌、草乌、红花、官桂、白芷、桃仁、防风、赤芍药、补骨脂、穿山甲、羌活各一两，松香十斤，葱汁、生姜汁各一碗，白酒一斤，乳香、没药、阿魏各一两，麝香一钱。

【用法】前十一味锉碎，用麻油二斤煎枯，以布绞去渣，取油熬至滴水成珠为度，听用。又取松香煎化，以夏布滤下，流于水内，又沸去水，取出松香，入葱汁、生姜汁、白酒和匀，略煎，兑入上药油，慢火熬成膏，住火后加乳香、没药、阿魏、麝香，搅匀，摊贴患处。

【功用】追风逐湿散寒，活血通络止痛。

【主治】风寒湿痹，跌打损伤，筋骨疼痛。

◎骨折

接骨丹

【出处】《证治准绳》

【组成】南星（生）四两，木鳖子三两，紫金皮、芙蓉叶、独活、白芷、官桂、松香、枫香各一两，小麦面二两，乳香、没药各五钱。

【用法】为末，米醋、生姜汁各少许，入酒调匀，摊油纸上，夹敷，冬月热敷，夏月温敷。

【功用】活血散结，消肿止痛。

【主治】骨折，脱臼。

接骨散

【出处】《丹溪心法》

【组成】没药、乳香各半两，自然铜（煅淬）一两，滑石二两，龙骨、赤石脂各三钱，麝香（另研）一字。

【用法】为细末，好醋浸没，煮干炒燥，临睡服时入麝香少许，抄以茶匙留舌上，温酒送下，分上下食前后服。

【功用】接骨止痛。

【主治】跌打损伤骨折。

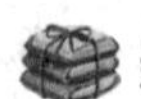 新伤续断汤

【出处】《外伤科学》

【组成】当归尾四钱，地鳖虫、丹参、泽兰叶、延胡索、桃仁各二钱，乳香、没药各一钱，自然铜（醋煅）、骨碎补各四钱，苏木、续断各三钱，桑枝四钱。

【用法】水煎温服。

【功用】活血祛瘀，止痛接骨。

【主治】骨折损伤初、中期，瘀肿疼痛。

妇科古方

◎ 月经不调

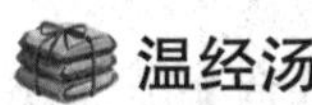

温经汤

【出处】《金匮要略》

【组成】吴茱萸三两，当归、芍药、芎劳、人参、桂枝、阿胶、牡丹皮（去心）、生姜、甘草各二两，半夏半升，麦冬（去心）一升。

【用法】水煎服，阿胶烊冲。

【功用】温经散寒，养血祛瘀。

【主治】冲任虚寒，瘀血阻滞证。症见漏下不止，经血淋漓不畅，血色暗而有块，月经超前或延后，或逾期不止，或一月再行，或经停不至，而见少腹里急，腹满，傍晚发热，手心烦热，唇口干燥，舌质暗红，脉细而涩。亦治妇人宫冷，久不受孕。

温经汤

【出处】《妇人大全良方》

【组成】当归、川芎、芍药、桂心、牡丹皮、莪术各半两，人参、甘草、牛膝各一两。

【用法】上㕮咀，每服五钱，水一盏，煎至八分，去滓温服。

【功用】温经补虚，化瘀止痛。

【主治】血海虚寒，气血凝滞之月经不调，脐腹作痛，其脉沉紧。

艾附暖宫丸

【出处】《仁斋直指方论》

【组成】艾叶（大叶者，去枝梗）、川椒（酒洗）各三两，香附（去毛，俱要合时采者，用醋五升，以瓦罐煮一昼夜，捣烂为饼，慢火焙干）六两，吴茱萸（去枝梗）、大川芎（雀胎者）、白芍药（用酒炒）、黄芪（取黄色、白色软者）各二两，续断（去芦）一两五钱，生地黄（生用，酒洗，焙干）一两，官桂五钱。

【用法】上为细末，上好米醋打糊为丸，如梧桐子大，每服五七十丸，食前淡醋汤送下。

【功用】温经暖宫，养血活血。

【主治】妇人子宫虚冷，带下白淫，面色萎黄，四肢酸痛，倦怠无力，饮食减少，经脉不调，肚腹时痛，久无子息。

宁坤至宝丹

【出处】《卫生鸿宝》

【组成】嫩黄芪（蜜炙）三两，白术（陈壁土炒）、枣仁（炒香）、归身（酒炒）、香附（杵，米酒制）、续断（酒炒）、条芩（酒炒）、甘枸杞、血余（炼，不见火）、阿胶（蛤粉炒）、杜仲（盐水炒）各二两，茯苓（乳制）、白芍（酒炒）、丹参（酒炒）各一两五钱，北五味（焙）六钱，甘草（蜜炙）、朱砂（飞，为衣）各一两，大生地（酒煨）四两。

【用法】各为细末，称准分量，和匀，炼蜜为丸，每丸重三钱。按症照引调服。凡妇人久不生育，经脉不调，腹疼酸胀，或赤淋白带，腰痛胃痛，夜热心烦，食少，每日用莲子汤送服一丸，诸病皆愈，即能受孕；孕妇胎气失调，恶心呕吐，虚烦阻食，浮肿气急，腰腹酸痛，胎漏下血，或伤胎见红，用莲子汤服一丸，甚则用人参汤服数丸；临产阵痛时，白汤送服一丸，胎自顺下；如有横逆异产，白汤和童便送服数丸，保全母子；或难产者，用冬葵子三钱，煎汤调服；产后下血过多，白汤和童便送服；恶露不行，腹痛块瘕，用山楂三钱，红花一钱，煎汤调服；或寒热往来，有外感者，荆芥穗一钱煎汤送服；兼虚汗者，人参汤送服；虚烦狂躁，腹满气急，血崩尿血，或因血虚，周身筋骨疼痛者，均用白汤送服。

【功用】益气养血，调经种子，安胎催生。

【主治】妇人月经不调，久不受孕，带下崩淋，虚劳，胎前产后诸病。

◎痛经

失笑散

【出处】《太平惠民和剂局方》

【组成】蒲黄（炒香）、五灵脂（酒研，淘去沙土）各等份。

【用法】上先用酽醋调二钱，熬成膏，入水一盏，煎七分，食前热服。

【功用】活血祛瘀，散结止痛。

【主治】瘀血疼痛证。症见心胸刺痛，脘腹疼痛，或产后恶露不行，或月经不调，少腹急痛。

◎白带异常

易黄汤

【出处】《傅青主女科》

【组成】山药（炒）、芡实（炒）各一两，黄柏（盐水炒）二钱，车前子（酒炒）一钱，白果（碎）十枚。

【用法】水煎服。

【功用】补益脾肾，清热祛湿，收涩止带。

【主治】脾肾虚弱，湿热带下。症见带下黏稠量多，色黄如浓茶汁，其气腥秽，舌红、苔黄腻。

清带汤

【出处】《医学衷中参西录》

【组成】生山药一两，生龙骨（捣细）、生牡蛎（捣细）各六钱，海螵蛸（去净甲，捣）四钱，茜草三钱。

【用法】水煎服。

【功用】健脾固涩止带。

【主治】妇女赤白带下。

儿科古方

◎疳积

伐木丸

【出处】《本草纲目》引《张三丰仙传方》

【组成】苍术（米泔浸二宿）二斤，黄酒面曲（同苍术共炒为赤色）四两，皂矾（醋拌晒干，入瓶火煅）一斤。

【用法】上药为末，醋糊丸，梧子大，每服三四十丸，好酒、米汤任下，日二三服。

【功用】燥湿运脾，泻肝消积。

【主治】黄肿病，面色萎黄，浮肿，心腹胀满，肢倦无力，能食不能化。亦治疳积，疟痢。

芦荟肥儿丸

【出处】《医宗金鉴》

【组成】五谷虫（炒）、扁豆（炒）、山药（炒）、神曲（炒）各二两，芦荟（生）、胡黄连（炒）、川黄连（姜炒）、芜荑（炒）各一两，银柴胡（炒）一两二钱，南山楂、使君子（炒）各二两半，虾蟆（煅）四个，肉豆蔻（煨）七钱，槟榔五钱，麦芽（炒）一两六钱，鹤虱（炒）八钱，朱砂（飞）、麝香各二钱。

【用法】共为细末，醋糊为丸，如黍米大，每服一钱，米饮下。

【功用】清肝健脾，消积杀虫。

【主治】小儿疳积，面目爪甲皆青，眼生眵泪，隐涩难睁，摇头揉目，合面睡卧，耳疮流脓，腹大青筋，身体羸瘦，燥渴烦急，粪清如苔者。

小七香丸

【出处】《太平惠民和剂局方》

【组成】甘松（炒）八十两，益智仁（炒）六十两，香附子（炒，去毛）、丁香皮、甘草（炒）各一百二十两，莪术（煨，趁热碎）、缩砂仁各二十两。

【用法】为末，水浸蒸饼为丸，如绿豆大，每服二十丸，温酒、姜汤、熟水任下；或气胀满，磨乌药水煎汤下；或酒食过度，头眩恶心，胸膈满闷，先嚼二十丸，后吞二十丸，生姜、紫苏汤下。

【功用】温中快膈，理气化积。

【主治】中酒吐酒，呕逆咽酸；气膈食噎，饮食不下，冷涎翻胃，腹胀腹疼，远年茶酒宿积，眼睑俱黄，赤白痢疾，以及小儿疳积等。

◎厌食

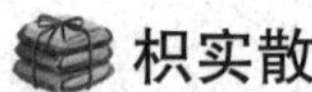

枳实散

【出处】《症因脉治》

【组成】陈枳实、莱菔子、麦芽、山楂肉。

【用法】水煎服。

【功用】消食导滞，行气除胀。

【主治】食积腹胀，症见脘腹胀急，按之加剧，嗳腐吞酸，纳呆厌食，大便臭秽，苔腻脉滑等。

消食丸

【出处】《婴童百问》

【组成】缩砂、陈皮、三棱、莪术、神曲、麦糵（炒）各半两，丁香一分，香附子（米泔浸）、枳壳（炒）、槟榔、乌梅各十两。

【用法】为末，面糊丸，如绿豆大，空心，紫苏汤下二十九丸至三十丸。

【功用】消食导滞，行气破积。

【主治】小儿乳食积滞，脾胃不和，呕吐酸馊食物或乳食，脘胀腹痛，烦躁哭闹不宁，纳呆厌食，形瘦面黄。

木香调气饮

【出处】《杂病源流犀烛》

【组成】白蔻仁、木香、藿香、砂仁、甘草。

【用法】水煎服。

【功用】理气和胃。

【主治】中焦气滞，脘腹胀满，呕逆厌食等。

◎伤食

加味六君子汤

【出处】《验方新编》

【组成】茯苓、党参、炙草、陈皮、白术、制半夏各一钱，枳实（面炒）、山楂各五分，姜黄、生姜各三片。

【用法】水煎，食远服。

【功用】健脾理气，和胃消食。

【主治】产后伤食，呕吐腹胀。

保和汤

【出处】《医学心悟》

【组成】麦芽、山楂、莱菔子、厚朴、香附各一钱，甘草、连翘各五分，陈皮一钱五分。

【用法】水煎服。

【功用】消食和胃，理气止痛。

【主治】伤食心痛。

正气丸

【出处】《活幼口议》

【别名】香朴丸（《永类钤方》）

【组成】藿香叶、厚朴（生姜制）、陈皮、半夏曲（炙）、白术、白茯苓、干姜各一钱，甘草（炙）、三棱（炮）各二钱。

【用法】为末，炼蜜为丸，如梧桐子大，每服一丸，生姜、枣子汤化开与服。

【功用】健脾快胃，和中止呕。

【主治】小儿伤食，干呕，哕声频作。

沉香槟榔丸

【出处】《活幼心书》

【组成】沉香、槟榔、檀香、木香、丁皮、三棱（炮，锉）、莪术（炮，锉）、神曲（炒）、谷芽（洗，焙）、厚朴（洗，焙）、苍术（洗，焙）、使君子肉（锉，以屋瓦焙干）、青皮（去白）、陈皮（去白）、缩砂仁、益智仁、净香附、枳壳、良姜各半两，粉草（炙）一两半。

【用法】为细末，水煮面糊丸，如麻仁大，每服三十丸至五十丸，温米清汤无时送下。小儿不能吞咽，炼蜜为丸，如芡实大，每服一丸至二丸，温汤化服。

【功用】理气调中，消积开胃。

【主治】伤食停寒在里，面黄肌瘦，脾胃气滞，脘腹冷痛，不思饮食，呕吐、腹泻、虫积等。

◎麻疹

升麻解毒汤

【出处】《证治准绳》

【组成】升麻、干葛、荆芥穗、人参、柴胡、前胡、牛蒡子、桔梗、防风、羌活、赤芍药、淡竹叶、连翘、甘草。

【用法】水煎服。

【功用】疏风解肌，托毒透疹。

【主治】麻疹初起，恶寒发热，咽喉肿痛，疹出未透，舌红苔薄微黄，脉浮。

荆防解毒汤

【出处】《医宗金鉴》

【组成】薄荷叶、连翘（去心）、荆芥穗、防风、黄芩、黄连、牛蒡子（炒，研）、大青叶、犀角、人中黄。

【用法】引用灯心、芦根，水煎服。

【功用】透疹解毒。

【主治】麻疹见形一二日即收没，毒气内攻，烦躁谵狂，甚则神昏闷乱者。

◎小儿急惊风

镇风汤

【出处】《医学衷中参西录》

【组成】钩藤钩三钱，羚羊角（另炖兑服）、薄荷叶各一钱，龙胆草、青黛、清半夏、生赭石（轧细）、茯神、僵蚕各二钱，朱砂（研细送服）二分。

【用法】磨浓生铁锈水煎药服。

【功用】镇肝息风，清热止惊。

【主治】小儿急惊风，其风猝然而得，四肢搐搦，身挺颈痉，神昏面热，或目睛上窜，或痰涎上壅，或牙关紧闭，或热汗淋漓。

【加减】因外感之热，传入阳明而得者，加生石膏；因热疟而得者，加生石膏、柴胡。

清热镇惊汤

【出处】《医宗金鉴》

【组成】柴胡、薄荷、麦冬（去心）、栀子、川黄连、龙胆草、茯神、钩藤、甘草（生）、木通。

【用法】加灯心、竹叶，水煎，调朱砂末服。

【功用】清肝泻热，安神镇惊。

【主治】小儿急惊风，暴发壮热，面红唇赤，烦躁不安，痰壅气促，牙关噤急，二便秘涩，脉洪数者。

◎婴儿湿疹

除湿丸

【出处】《赵炳南临床经验集》

【组成】威灵仙、猪苓、栀仁、黄芩、黄连、连翘、泽泻、粉丹皮、归尾各一两，紫草、茜草根、赤苓皮各一两五钱，白鲜皮、干生地各二两。

【用法】共研细末，水泛为丸如绿豆大，每次一钱至三钱，日服二次，温开水送下。

【功用】清热凉血，除湿利水，祛风止痒。

【主治】急性湿疹（风湿疡），牛皮癣（白疕风），婴儿湿疹（胎癥），单纯糠疹（面游风），多形红斑（血风疮）等。

小儿化湿汤

【出处】《朱仁康临床经验集》

【组成】苍术、陈皮、茯苓各一钱二分，炒麦芽一钱八分，六一散（包）一钱二分。

【用法】水煎服。

【功用】健脾化湿。

【主治】婴幼儿湿疹，兼有消化不良，纳食不多，乳积等症。

◎高热症

安宫牛黄丸

【出处】《温病条辨》

【组成】牛黄、郁金、犀角（水牛角代）、黄连、朱砂、山栀、雄黄、黄芩各一两，梅片、麝香各二钱五分，真珠五钱。

【用法】上为极细末，炼老蜜为丸，每丸一钱，金箔为衣，蜡护。脉虚者人参汤下，脉实者银花、薄荷汤下，每服一丸。大人病重体实者，日再服，甚至日三服；小儿服半丸，不知，再服半丸。

【功用】清热解毒，豁痰开窍。

【主治】邪热内陷心包证。症见高热烦躁，神昏谵语，或舌謇肢厥，舌红或绛，脉数。亦治中风昏迷，小儿惊厥，属邪热内闭者。

◎腮腺炎

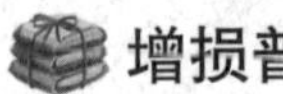

增损普济清毒饮

【出处】《温病刍言》

【组成】黄芩、元参、牛蒡子、僵蚕各二钱，连翘二钱四分，黄连、马勃、薄荷、荆芥各一钱，金银花、板蓝根各三钱，芦根六钱，苦梗六分。

【用法】上药作汤剂，水煎服。

【功用】清热解毒，疏风消肿。

【主治】流行性腮腺炎。

【加减】大便燥加酒军。

五官科古方

◎目翳

大明复光散

【出处】《古今医鉴》

【组成】当归尾（酒洗）、生地黄（酒浸）、黄柏（酒炒）、黄连、黄芩、柴胡、白茯苓、枳壳、羌活、防风、荆芥、石膏（煅）、甘菊花、蝉蜕、车前子（炒）、密蒙花、白蒺藜（炒）、木贼（童便浸，焙）、青葙子（炒）、羚羊角、石决明（煅）、甘草各等份。

【用法】为末，每服一两，食后温服。

【功用】疏风清热，平肝明目。

【主治】目赤目昏，畏光怕日，目痒流泪，翳膜遮睛。

川芎石膏散

【出处】《医学入门》

【组成】川芎、芍药、当归、山栀、黄芩、大黄、菊花、荆芥、人参、白术各五分，滑石四钱，寒水石、桔梗各二钱，甘草三钱，石膏、防风、连翘、薄荷各一钱，砂仁二分半。

【用法】水煎温服，忌姜、醋、发热物。

【功用】散风清热。

【主治】风热上攻，头目昏眩痛闷，风痰喘嗽，鼻塞口疮，烦渴淋闭，眼生翳膜，及中风偏枯。

小防风汤

【出处】《活幼口议》

【组成】大黄（蒸）、山栀子、甘草（炙）、赤芍药、川当归、防风、羌活各等份。

【用法】咀，每服二钱，用水一中盏，煎至七分，去滓，食后服。

【功用】散风清热，解毒明目。

【主治】热毒上升，眼目生翳，胎风赤烦。

天麻退翳散

【出处】《审视瑶函》

【组成】白僵蚕（热水泡，去丝，姜汁炒）、当归身（酒洗，炒）、防风、石决明（醋煅）、白芷、熟地黄（酒炒，烘干）、黄芩（炒）、木贼草、枳壳（麸炒）、麦门冬（去心，焙干）、羌活、白蒺藜（杵去刺，炒）、川芎、荆芥穗、菊花、蔓荆子、蝉蜕（去头足）、赤芍药、天麻（炒）、密蒙花各等份。

【用法】为粗末，每服二三钱，灯心汤调下。

【功用】疏风清肝，养血明目，退翳除障。

【主治】垂帘翳障，昏暗失明。

【加减】眼红，加黄连（酒洗，炒）。

甘菊汤

【出处】《证治准绳》

【组成】甘菊花、升麻、石决明、旋覆花、芎䓖、大黄（炒）各半两，羌活（去芦）、地骨皮、石膏（碎）、木贼（炒）、青葙子、车前子、黄芩（去黑心）、防风（去芦）、栀子仁、草决明（炒）、荆芥穗、甘草（炙）各一两，黄连（去须）二钱半。

【用法】锉碎，每服三钱，水一盏，蜜少许，同煎至七分，去滓，夜卧、食后温服。

【功用】清肝疏风，退翳明目。

【主治】内外障翳，一切眼疾。

羊肝散

【出处】《普济方》引《德生堂方》

【组成】谷精草五钱，甘菊花一两，木贼钱半，甘草、黄连各三钱。

【用法】为细末，每服二钱，用羊肝二块切开，入药末在内，炙热，食后啖之。

【功用】清散风热，泻肝明目。

【主治】翳膜攀睛，赤烂肿痛。

拨云退翳散

【出处】《银海精微》

【组成】楮实子、薄荷、黄连、菊花、蝉蜕、蔓荆子、密蒙花、蛇蜕、荆芥穗、香白芷、木贼、防风、甘草各五钱，川芎一两五钱，栝楼根（生用）三钱。

【用法】为末，炼蜜为丸，如樱桃大，每一两做十丸，每服二丸，一日二服。

【功用】疏风清热，明目退翳。

【主治】冰虾翳，黑眼上生翳，或黄或白，如冰虾形状者。

◎流泪

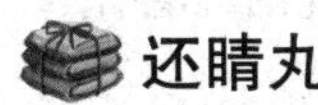

还睛丸

【出处】《太平惠民和剂局方》

【组成】白术（生用）、菟丝子（酒浸，别研）、青葙子（去土）、防风（去芦）、甘草（炙）、羌活（去苗）、白蒺藜（炒，去尖）、密蒙花、木贼（去节）各等份。

【用法】为细末，炼蜜成丸，如弹子大，每服一丸，空心食前，细嚼，白汤吞下，日三服。

【功用】益肝肾，疏风热。

【主治】风毒上攻，目赤肿痛，怕日畏光，眵多流泪，隐涩难开，眶痒赤痛，睑眦红烂，瘀肉侵睛，或患暴赤眼，睛疼不可忍者。

补肝散

【出处】《银海精微》

【组成】当归、熟地黄、川芎、赤芍药、防风、木贼各等份。

【用法】水煎服。

【功用】养血柔肝，散风止泪。

【主治】迎风流泪，随拭随出，冬月为甚。

蝉花散

【出处】《太平惠民和剂局方》

【组成】蝉蜕（洗净，去土）、谷精草（洗去土）、白蒺藜（炒）、菊花（去梗）、防风（不见火）、草决明（炒）、密蒙花（去枝）、羌活、黄芩（去土）、蔓荆子（去白皮）、山栀子（去皮）、甘草（炒）、川芎（不见火）、木贼草（净洗）、荆芥穗各等份。

【用法】为末，每服二钱，用茶清调服，或用荆芥汤入茶少许调服，食后及临卧时服。

【功用】疏风散热，清肝明目。

【主治】肝经蕴热，风邪内搏，上攻眼目，赤肿疼痛，多眵流泪，昏暗不明，隐涩难开，翳膜遮睛，内外障眼。

◎目赤肿痛

还睛丸

【出处】《太平惠民和剂局方》

【组成】白术（生用）、菟丝子（酒浸，别研）、青葙子（去土）、防风（去芦）、甘草（炙）、羌活（去苗）、白蒺藜（炒，去尖）、密蒙花、木贼（去节）各等份。

【用法】为细末，炼蜜成丸，如弹子大，每服一丸，空心食前，细嚼，白汤吞下，日三服。

【功用】益肝肾，疏风热。

【主治】风毒上攻，目赤肿痛，怕日畏光，眵多流泪，隐涩难开，眶痒赤痛，睑眦红烂，瘀肉侵睛，或患暴赤眼，睛疼不可忍者。

碧玉散

【出处】《审视瑶函》

【组成】羌活、踯躅花、薄荷、川芎、防风、蔓荆子、细辛、荆芥、白芷各一钱，风化硝、石膏（煅）、青黛、黄连各三钱，鹅不食草三两。

【用法】为细末，吹鼻中，一日吹三次。

【功用】清热散风，通窍止痛。

【主治】目赤肿痛，昏暗畏光，隐涩疼痛，风痒头重，脑鼻酸痛，翳膜胬肉，眵泪稠黏，卷毛倒睫。

散血膏

【出处】《证治准绳》

【组成】紫金皮、白芷、大黄、姜黄、南星、大柏皮、赤小豆、寒水石。

【用法】为细末，生地黄汁调成膏，敷眼四周。

【功用】清热泻火，消肿止痛。

【主治】目赤肿痛，不能开睛，热泪如雨者。

退赤散

【出处】《证治准绳》

【组成】大黄、黄芩、黄连、白芷、赤芍药、当归、山栀子各等份。

【用法】锉为散，桑白皮同煎，食后服。

【功用】泻火解毒，活血散瘀。

【主治】热毒上攻所致目赤肿痛。

泻青丸

【出处】《小儿药证直诀》

【组成】当归（去芦头，切，焙）、龙胆草（焙）、川芎、山栀子仁、川大黄（湿纸裹，煨）、羌活、防风（去芦头，切片，焙）各等份。

【用法】为末，炼蜜为丸，鸡头子大，每服半丸或一丸，煎竹叶汤，同砂糖温水化下。

【功用】清泻肝火。

【主治】肝热搐搦。因肝火郁结，目赤肿痛，易惊易怒，不能安卧，尿赤便秘，脉洪实者。

◎中耳炎

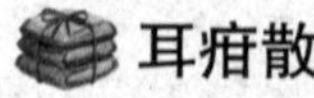

耳痔散

【出处】《中医外科学讲义》

【组成】五倍子、黄连、黄丹、枯矾、龙骨、乌贼骨各二钱，麝香、冰片各二分。

【用法】为细末，先将耳内脓水拭净，再用药粉少许，吹入耳内，每日二至三次。

【功用】解毒收敛，清热消肿。

【主治】慢性中耳炎流脓水，耳内肿胀疼痛，痛连头顶，耳鸣或听觉减退，或作痒不适，脓水黑臭或青白，经年不干，甚则耳后腐烂溃脓，损及骨膜等症。

◎耳鸣

三才封髓丹

【出处】《卫生宝鉴》

【组成】天门冬、熟地黄、人参各五钱，黄柏三两，砂仁一两五钱，炙甘草七钱五分。

【用法】上药共研细末，面糊为丸，每次一钱八分，以肉苁蓉三钱煎汤去渣，食前送下。也可用饮片作汤剂，各药用量按常规剂量。

【功用】益气养阴，降火涩精。

【主治】气阴亏虚引起的遗精，体倦神疲，头晕耳鸣，腰腿酸软，苔薄舌红，脉细无力者。

神曲丸

【出处】《备急千金要方》

【别名】磁朱丸（《本草纲目》）

【组成】神曲四两，磁石二两，光明砂一两。

【用法】为末，炼蜜为丸，如梧子，饮服三丸，日三。

【功用】重镇安神，潜阳明目。

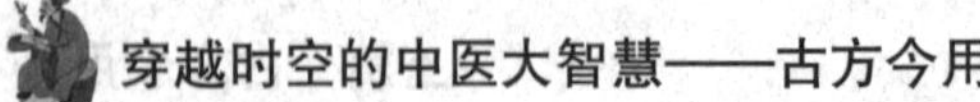

【主治】肾阴不足，心阳偏亢而致视物昏花，耳鸣耳聋，心悸失眠。亦治癫痫。

◎酒糟鼻

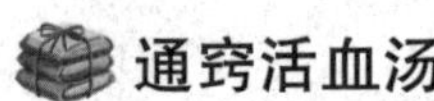

通窍活血汤

【出处】《医林改错》

【组成】赤芍、川芎各一钱，桃仁（研泥）、红花各三钱，老葱（切碎）三根，鲜姜（切碎）三钱，红枣（去核）七个，麝香（绢包）五厘。

【用法】同黄酒半斤，将前七味煎一盅，去渣，将麝香入酒内，再煎二沸，临睡服。大人一连三晚，服三剂，隔一日再服三剂。若七八岁小儿，两晚服一剂；三两岁小儿，三晚服一剂。

【功用】活血通窍。

【主治】瘀阻头面的头痛昏晕，脱发，耳聋，面部紫印、青记，眼疼白珠红，酒糟鼻；妇女干血痨；小儿疳症，肌肉消瘦，腹大青筋，毛悴色消，午后潮热，尿如米泔；伤寒，瘟疫，痘疹，痞块引起的牙疳等。

颠倒散

【出处】《医宗金鉴》

【组成】大黄、硫黄各等份。

【用法】上药共研细末，凉水调敷，每日一次或二至三次。

【功用】清热解毒，凉血散瘀。

【主治】酒糟鼻，肺风粉刺，白屑风等。

凉血四物汤

【出处】《医宗金鉴》

【组成】当归、生地、川芎、赤芍、黄芩（酒炒）、赤茯苓、陈皮、红花（酒洗）、甘草（生）各一钱。

【用法】加姜三片，水二盅，煎八分，加酒一杯，调五灵脂末二钱，热服。

【功用】凉血调荣，散瘀化滞。

【主治】胃火熏肺，鼻部血液凝之酒糟鼻。

【加减】气弱者，加竹炒黄芪二钱。

◎鼻衄（习惯性）

茜根散

【出处】《济生方》

【组成】茜根、黄芩、阿胶（蛤粉炒）、侧柏叶、生地黄各一两，甘草（炙）半两。

【用法】㕮咀，每服四钱，水一盏半，姜三片，煎至八分，去滓温服，不拘时候。

【功用】清热凉血。

【主治】鼻衄终日不止，心神烦闷。

竹茹饮

【出处】《太平圣惠方》

【组成】青竹茹、子芩各一两，蒲黄、伏龙肝（末）各二钱，生藕汁二合。

【用法】先以水一大盏半，煎竹茹、子芩至一盏，去滓，下蒲黄等三味，搅令匀，不计时候，分为三服。

【功用】清热止血。

【主治】热病吐血及鼻衄不止。

◎白喉

冰瓜雄珠散

【出处】《疫喉浅论》

【组成】西瓜霜二两，煅人中白、冰片各一钱，朱砂二钱，雄黄三分。

【用法】为细末，频吹患处。

【功用】清热解毒。

【主治】白喉，疫喉。

【加减】非白喉，减去雄黄。

回生万应丹

【出处】《时疫白喉捷要》

【组成】牛黄、珍珠、冰片各一钱，黄连、郁金各四钱，乳香（煅）、孩儿茶各五钱，薄荷七钱，青黛、硼砂、黄柏、甘草、血竭各三钱，白芷二钱。

【用法】为极细末，和匀，先用冷茶漱口，每用少许，吹患处。

【功用】清热祛腐，消肿止痛。

【主治】白喉，单、双乳娥；喉痹喉痈，缠喉风，烂喉丹痧及阴虚喉痛。

养阴清肺汤

【出处】《重楼玉钥》

【组成】大生地二钱，麦门冬一钱二分，生甘草、薄荷各五分，元参一钱半，贝母（去心）、丹皮、炒白芍各八分。

【用法】水煎服。

【功用】养阴润燥，清肺解毒。

【主治】白喉。喉间起白如腐，不易拭去，咽喉肿痛，初起发热，或不发热，鼻干唇燥，或咳或不咳，呼吸有声，喘促气逆，甚至鼻翼扇动，脉数。

【加减】肾虚，加大熟地；热甚，加连翘，去白芍；燥甚，加天冬、茯苓。

◎咽喉肿痛

紫袍散

【出处】《外科方外奇方》

【组成】真石青、青黛、辰砂、月石各一两，胆矾（煅）、人中白、元明粉各五钱，山豆根二钱。

【用法】共为细末，吹喉。

【功用】清热解毒，消肿利咽。

【主治】咽喉肿痛。

珠黄散

【出处】《绛囊撮要》

【组成】西牛黄五分，冰片五钱，真珠六钱，煨石膏五两。

【用法】共研极细末，贮瓷瓶内，勿令泄气，用时吹入。

【功用】解毒生肌。

【主治】咽喉肿痛腐烂，牙疳、口疳。

柳华散

【出处】《疡医大全》

【组成】炒蒲黄、炒黄柏、煅人中白、青黛各一两，冰片五分，硼砂五钱。

【用法】为细末，每用少许，吹敷患处。

【功用】清热解毒，消肿止痛。

【主治】咽喉肿痛及口舌生疮，走马牙疳。

春风散

【出处】《古今医鉴》

【组成】僵蚕、黄连（俱锉）、朴硝、白矾、青黛各五钱。

【用法】腊月初一，取猪胆五六个，将上药装入胆内，缚定，用青纸裹，将地掘一方坑，长、阔一尺，上用竹竿横吊，以胆悬定于内，候至立春日取出，置当风处吹干，去皮以药研末，密收吹喉。

【功用】清热祛痰，利咽消肿。

【主治】咽喉肿痛，缠喉风闭塞。

青龙散

【出处】《御药院方》

【组成】石膏八两，朴硝、甘草（生）各一两，青黛半两。

【用法】为细末，每服二三钱，煎薄荷汤调匀，热漱冷吐，不计时候，误咽不妨。

【功用】清热泻火，解毒消肿。

【主治】咽喉肿痛妨闷。

吹喉散

【出处】《外科方外奇方》

【组成】青黛、龙脑、薄荷各八分，粉口儿茶五分，大梅片一分，月石、珍珠各三分，犀黄一分五厘，雄黄（飞净）三分。

【用法】共研极细末，罐贮勿泄气，吹入咽喉。

【功用】清热解毒，化腐生肌。

【主治】咽喉肿痛。

玉钥匙

【出处】《三因极一病证方论》

【组成】焰硝一两半，硼砂半两，脑子一字，白僵蚕一分。

【用法】为末，研匀，以竹管吹半钱许入喉中。

【功用】散风清热，消肿止痛。

【主治】风热喉痹，咽喉肿痛，舌强硬不适等。

清宁丸

【出处】《银海指南》

【别名】青麟丸

【组成】大黄、大麦各一斤六两，绿豆、车前、白术、黑豆、半夏、陈皮、香附、桑叶、桃叶、槐叶、大麦各一两六钱。

【用法】上药共研细末，炼蜜为丸。每服一钱至二钱，日服一至二次，温开水送服。也可改用饮片作汤剂水煎服，各药用量须酌减至汤剂常规剂量。

【功用】清热泻火，通便。

【主治】咽喉肿痛，口舌生疮，风火牙痛，暴发火眼，头晕耳鸣，腹胀便秘。

噙化丸

【出处】《万病回春》

【组成】南薄荷叶、楝参各五钱，怀生地一两，生甘草二两，白桔梗三钱，山豆根八钱，片脑三分。

【用法】为细末，炼蜜为丸，如龙眼大，每一丸分三次，临卧将丸噙入口中，津液渐渐化下。

【功用】疏风清热，解毒利咽。

【主治】咽喉肿痛，或声不清，或声哑咽喉干燥，或生疮者。

◎失音

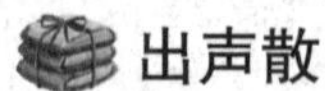

出声散

【出处】《类编朱氏集验医方》引《十全方》

【组成】诃子（炮二个，生用二个）四个，甘草（二寸炮，二寸生）四寸，桔梗一两。

【用法】㕮咀，每服二钱，用童子小便一盏，和药煎五七沸，温服，甚者不过五服。

【功用】敛肺畅音。

【主治】肺损失音。

杏仁桑皮汤

【出处】《杂病源流犀烛》

【组成】杏仁、生姜汁、白蜜、砂糖各一两，五味子、紫菀各二钱，通草、贝母各四钱，桑白皮五钱。

【用法】水煎服。

【功用】降气化痰，润肺开音。

【主治】暴嗽失音。

青液散

【出处】《婴童百问》

【组成】青黛、朴硝各一钱，冰片三分。

【用法】研为细面，蜜调，以鹅翎蘸少许，敷患处。

【功用】清热解毒。

【主治】婴幼儿鹅口疮，口疮，重舌。

◎口舌糜烂

竹叶石膏汤

【出处】《伤寒论》

【组成】竹叶、半夏、麦冬各三钱，人参二钱，生石膏一两，甘草一钱五分，粳米五钱。

【用法】水煎服。

【功用】清热生津，益气和胃。

【主治】热病之后，余热未清，气阴两伤，口干唇燥，泛恶纳呆，舌质光红，少苔，脉细数；或胃阴不足，胃火上逆，口舌糜烂，舌质红绛而干，口渴，呕恶；或消渴病，胃火炽盛，消谷善饥；或暑热烦渴，气液受伤等。

◎风火牙痛

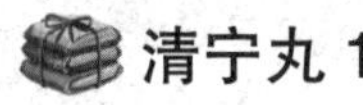

清宁丸 1

【出处】《银海指南》

【别名】青麟丸

【组成】大黄、绿豆、车前、白术、黑豆、半夏、陈皮、香附、桑叶、桃叶、槐叶、厚朴、大麦各一两六钱。

【用法】上药共研细末，炼蜜为丸，每服一钱至二钱，日服一至二次，温开水送服。也可改用饮片作汤剂水煎服，各药用量须酌减至汤剂常规剂量。

【功用】清热泻火，通便。

【主治】咽喉肿痛，口舌生疮，风火牙痛，暴发火眼，头晕耳鸣，腹胀便秘。

清宁丸 2

【出处】《银海指南》

【组成】大黄十斤，桑叶、桃叶、槐叶、大麦、黑豆、绿豆、半夏、厚朴、陈皮、白术、香附、车前各一斤，酒二十斤。

【用法】先将大黄（须锦纹者）切作小块，如棋子大，用泔水浸透，以侧柏叶铺甑，入大黄蒸过晒干，以酒浸之，再晒收干；桑叶、桃叶、槐叶、大麦、黑豆、绿豆，每味煎汁蒸收，每蒸一次，仍用侧柏叶铺甑，蒸过晒干，再蒸再晒；制后再用半夏、厚朴、陈皮、白术、香附、车前，每味煎汁蒸收如上法，蒸过晒干。再用酒十斤制透，共为细末，炼蜜为丸，梧子大，每服一二钱，或为散亦可。

【功用】疏风清热，泻火通便。

【主治】肝胃火炽，咽喉肿痛，口舌生疮，风火牙痛，暴发火眼，头晕耳鸣，腹胀便秘。

皮肤科古方

◎脱发

通窍活血汤

【出处】《医林改错》

【组成】赤芍、川芎各一钱，桃仁（研泥）、红花、鲜姜（切碎）各三钱，老葱（切碎）三根，红枣（去核）七个，麝香（绢包）五厘。

【用法】同黄酒半斤，将前七味煎一盅，去渣，将麝香入酒内，再煎二沸，临睡服。大人一连三晚，服三剂，隔一日再服三剂。若七八岁小儿，两晚服一剂；三两岁小儿，三晚服一剂。

【功用】活血通窍。

【主治】瘀阻头面的头痛昏晕，脱发，耳聋，面部紫印、青记，眼疼白珠红，酒糟鼻；妇女干血痨；小儿疳症，肌肉消瘦，腹大青筋，毛悴色消，午后潮热，尿如米泔；伤寒，瘟疫，痘疹，痞块引起的牙疳等。

润肌膏

【出处】《外科正宗》

【组成】麻油四两，当归五钱，紫草一钱。

【用法】同熬药枯，滤清，将油再熬，加黄蜡五钱，化尽，倾入碗内，放冷，搽擦患处。

【功用】凉血祛风，润燥止痒。

【主治】秃疮干枯，白斑作痒，脱发。

◎头发早白

四物坎离丸

【出处】《医学入门》

【组成】生地、芍药（同酒炒）各一两半，熟地（同酒浸，捣膏）三两，当归、黄柏（同酒浸，炒）各二两，知母一两，侧柏叶、槐子各一两（同炒），连翘六钱。

【用法】为末，蜜丸，梧子大，用瓷盆盛之，以绵纸糊口，凉地下放七八日去火毒，晒干收之，每三四十丸至五六十丸，白汤或酒下。

【功用】养血凉血，清热坚阴。

【主治】肠风及头发早白。

◎斑秃

神应养真丹

【出处】《外科正宗》

【组成】当归、川芎、白芍、熟地、天麻、羌活、木瓜、菟丝子各等份。

【用法】共为细末，入地黄膏加蜜为丸，如梧桐子大，每次十丸，空腹温酒、盐汤送下。或改为水煎服。

【功用】养血活络，祛风荣发。

【主治】风袭阳络，血虚失荣之油风。

【加减】精血亏虚，失眠脱发者，加何首乌、黑芝麻养血益精；风湿阻络，日久不愈，加鸡血藤、丹参、红花、桑枝；风热上扰，头痛瘙痒者，加菊花、薄荷、防风、蔓荆子。

◎皮肤干燥症

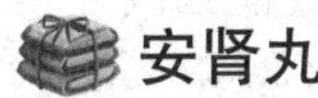

安肾丸

【出处】《太平惠民和剂局方》

【组成】肉桂（去粗皮，不见火）、川乌（炮，去皮、脐）各十六两，桃仁（麸炒）、白蒺藜（炒，去刺）、巴戟（去心）、山药、茯苓（去皮）、肉苁蓉（酒浸，炙）、石斛（去根，炙）、萆薢、白术、破故纸各四十八两。

【用法】为末，炼蜜为丸，如梧桐子大，每服三十丸，空心、食前，温酒或盐汤下。小肠气，炒茴香、盐酒下。

【功用】补肾壮阳。

【主治】下元虚惫，膀胱虚冷，腰腿肿痛，脐腹撮痛，两胁刺痛，小腹坚疼，下部湿痒，夜梦遗精，恍惚多惊，皮肤干燥，面无光泽，口淡无味，不思饮食，大便溏泄，小便频数，精神不爽，事多健忘。

◎雀斑

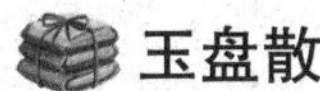

玉盘散

【出处】《疡医大全》

【组成】白牵牛、甘松、香附、天花粉各一两，藁本、白蔹、白芷、白附子、宫粉、白及、大黄各五钱。

【用法】肥皂一斤捣烂，同药和匀，每日擦面。

【功用】清热解毒，散风祛斑。

【主治】雀斑，粉刺。

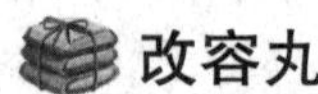改容丸

【出处】《医学心悟》

【组成】大贝母（去心）、白附子、防风、白芷、菊花叶、滑石各五钱。

【用法】上为细末，用大肥皂十荚，蒸熟去筋膜，捣，和药为丸，早晚洗面。

【功用】疏风清热。

【主治】风热上攻，致患雀斑、粉刺。

◎痤疮、粉刺

补阴八珍汤

【出处】《外科枢要》

【组成】当归、川芎、熟地、芍药、人参、白术、茯苓、甘草、黄柏（酒炒黑）、知母（酒炒）各七分。

【用法】水煎服。

【功用】补气养血，益阴清热。

【主治】瘰疬痤疮，发热作渴，日晡颊赤，属足三阴虚者。

颠倒散

【出处】《医宗金鉴》

【组成】大黄、硫黄。

【用法】上药共研细末，凉水调敷，每日一次或二至三次。

【功用】清热解毒，凉血散瘀。

【主治】酒糟鼻，肺风粉刺，白屑风等。

玉盘散

【出处】《疡医大全》

【组成】白牵牛、甘松、香附、天花粉各一两，藁本、白蔹、白芷、白附子、宫粉、白及、大黄各五钱。

【用法】肥皂一斤捣烂，同药和匀，每日擦面。

【功用】清热解毒，散风祛斑。

【主治】雀斑，粉刺。

枇杷清肺散

【出处】《外科大成》

【组成】枇杷叶、桑白皮（鲜者更佳）各二钱，黄连、黄柏各一钱，人参、甘草各三分。

【用法】水煎，空腹服。

【功用】清肺泻火。

【主治】肺风酒刺，症见粉刺，颜面及胸背丘疹，周围色红，挑破挤压有白色粉状糊汁等。

枇杷叶丸

【出处】《外科正宗》

【组成】枇杷叶（去毛刺）八两，黄芩（酒炒）、天花粉各四两，甘草一两。

【用法】共为末，酒为丸，桐子大，每服一钱五分，食后并临睡白滚汤、茶汤俱可送下。忌火、酒煎炒。

【功用】清肺降火。

【主治】肺风粉刺、酒糟鼻，初起红色，久则肉胞发肿者。

改容丸

【出处】《医学心悟》

【组成】大贝母（去心）、白附子、防风、白芷、菊花叶、滑石各五钱。

【用法】上为细末，用大肥皂十荚，蒸熟去筋膜，捣，和药为丸，早晚洗面。

【功用】疏风清热。

【主治】风热上攻，致患雀斑、粉刺。

◎漆疮

如意金黄散

【出处】《外科正宗》

【别名】金黄散（《嵩崖尊生》）、神效金黄散（《良朋汇集》）、金黄如意散（《全国中药成药处方集》）

【组成】天花粉（上白）十斤，黄柏（色重者）、大黄、姜黄、白芷各五斤，紫厚朴、陈皮、甘草、苍术、天南星各二斤。

【用法】上药晒极干燥，磨细过筛，瓷器收贮。凡遇红赤肿痛发热未成脓者，以及夏月诸疮，俱用茶汤同蜜调敷；如微热微肿，及大疮已成，欲作脓者，葱汤同蜜调敷；如漫肿无头，皮色不变，湿痰流毒，附骨痈疽，鹤膝风，葱、酒煎调敷；如风热恶毒，皮肤亢热，红色光亮，游走不定者，蜜水调敷；如天泡火丹，赤游丹，黄水漆疮，恶血攻注等，大蓝根叶捣汁调敷，蜜亦可加；汤泼火烧，皮肤破烂，麻油调敷。

【功用】活血散瘀，消肿止痛。

【主治】痈疽发背，诸般疔肿，跌扑损伤，湿痰流毒，大头时肿，漆疮火丹，风热天泡，肌肤赤肿，干湿脚气，妇女乳痈，小儿丹毒。

一擦光

【出处】《串雅内编》

【组成】蛇床子、苦参、芜荑各一两，枯矾一两五钱，硫黄、轻粉、樟脑各二钱，雄黄、川椒、大枫子肉各五钱。

【用法】研为极细粉，用生猪油调敷患处。

【功用】燥湿解毒，杀虫止痒。

【主治】湿热蕴郁所致的疥疮、阴蚀疮、漆疮、天火丹及诸恶疮等。

【加减】若肿多或痛多，加白芷、方解石；痒多，加枯矾；阴囊疮，加吴茱萸；湿多，加香油调；干痒出血，加大黄、黄连；虫多，加芜荑、锡灰、槟榔、藜芦、斑蝥。

◎湿疹

黄连膏

【出处】《医宗金鉴》

【组成】黄连、黄柏、姜黄各三钱，当归尾五钱，生地一两。

【用法】用香油十二两，将药煤枯，捞去渣；下黄蜡四两溶化尽，用夏布将油滤净，倾入瓷碗内，以柳枝不时搅之，候凝为度，涂抹患处。

【功用】清火润燥。

【主治】肺经壅热，上攻鼻窍，聚而不散，致生鼻疮，以及皮肤湿疹，水火烫伤，乳头皲裂，干热疼痛者。

铜绿散

【出处】《中医外科学讲义》

【组成】铜绿、石膏各四两，枯矾、松香各二两。

【用法】为末，同青黛散混合，油调外搽。

【功用】止痒，燥湿，杀虫。

【主治】白秃疮、慢性湿疹等皮肤瘙痒出水者。

◎丹毒

连翘归尾煎

【出处】《景岳全书》

【组成】连翘七八钱，归尾三钱，甘草一钱，金银花、红藤各四五钱。

【用法】用酒二碗，煎一碗服，服后卧片时。

【功用】清热解毒，散结消肿。

【主治】一切无名痈毒、丹毒流注等有火者。

【加减】邪热火盛者，加槐蕊二三钱。

如意金黄散

【出处】《外科正宗》

【别名】金黄散（《嵩崖尊生》）、神效金黄散（《良朋汇集》）、金黄如意散（《全国中药成药处方集》）

【组成】天花粉（上白）十斤，黄柏（色重者）、大黄、姜黄、白芷各五斤，紫厚朴、陈皮、甘草、苍术、天南星各二斤。

【用法】上药晒极干燥，磨细过筛，瓷器收贮。凡遇红赤肿痛发热未成脓者，以及夏月诸疮，俱用茶汤同蜜调敷；如微热微肿，及大疮已成，欲作脓者，葱汤同蜜调敷；如漫肿无头，皮色不变，湿痰流毒，附骨痈疽，鹤膝风，葱、酒煎调敷；如风热恶毒，皮肤亢热，红色光亮，游走不定者，蜜水调敷；如天泡火丹，赤游丹，黄水漆疮，恶血攻注等，大蓝根叶捣汁调敷，蜜亦可加；汤泼火烧，皮肤破烂，麻油调敷。

【功用】活血散瘀，消肿止痛。

【主治】痈疽发背，诸般疔肿，跌扑损伤，湿痰流毒，大头时肿，漆疮火丹，风热天泡，肌肤赤肿，干湿脚气，妇女乳痈，小儿丹毒。

冰黄散

【出处】《尤氏喉科秘书》

【组成】冰片三分，人中白一钱，蒲黄、黄柏各二钱，甘草、青黛、薄荷、月石、朴硝各五分，川连二分，枯矾少许。

【用法】为细末，吹、敷患处。

【功用】清凉解毒，祛腐止痛。

【主治】口疳及小儿丹毒。

◎疖、痈

槐枝膏

【出处】《疡医大全》

【组成】槐枝（取二三寸长）三百六十段。

【用法】真麻油三斤，入铜锅内熬至枝枯黑为度，滤去渣，入净锅内熬至滴水成珠，入密陀僧（细末）半斤，龙骨（煅）、象皮（砂炒成珠）、血余、乳香（去油）、没药（去油）、赤石脂各五钱，研细搅匀，务须老嫩得宜，收贮摊贴。

【功用】清热解毒，祛腐生肌。

【主治】疮疖。

铁箍散

【出处】《保婴撮要》

【组成】芙蓉叶、黄柏、大黄、五倍子、白及。

【用法】为末，用水调搽患处四周。

【功用】清热解毒，消肿止痛。

【主治】一切疮疖痈疽。

神仙太一膏

【出处】《太平惠民和剂局方》

【组成】玄参、白芷、川当归（去芦）、肉桂（去粗皮）、大黄、赤芍药、生干地黄各一两。

【用法】锉细，用麻油二斤浸，春五日、夏三日、秋七日、冬十日，滤去滓，油熬得所，次下黄丹一斤，以滴油在水中不散为度，以纸摊药贴之，或旋丸樱桃大，以蛤粉为衣，以绵裹化，水下一丸。

【功用】清热凉血，消肿止痛。

【主治】一切恶疮软疖，无论脓成与未成；虫咬，跌打损伤、烫伤；喉闭，缠喉风；腰膝疼痛等。

洞天膏

【出处】《外科证治全书》

【组成】白芷四两，木鳖子肉、蓖麻子仁、独活、大黄各三两，乳香、没药各二两，老葱（洗去泥，风干后入）二斤。

【用法】上药用麻油三斤浸，春秋五日、夏三日、冬七日，以桑柴火熬至药枯，滤去药渣，将油复入锅内，熬至滴水不散遂离火，少顷，每油一斤入黄丹（炒透研极细）六两（欲使膏嫩用三两），旋下旋搅，下完搅匀再慢火煎至滴水成珠，以两手取珠为丸，不黏手为度，离火置阴处，俟退火气，以油纸摊贴患处。

【功用】拔毒消肿，散结止痛。

【主治】阴性痈疽疮疖，焮红肿痛。

◎癣

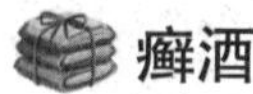

癣酒

【出处】《外科证治全生集》

【别名】槿皮酒（《外科证治全生集》）

【组成】白槿皮、天南星、槟榔各一两，樟脑、木鳖子各五钱，斑蝥三十个，蟾酥三钱。

【用法】共为细末，浸入滴花烧酒一斤，听用。用时先用穿山甲刮破患处，以药酒擦之，一日一次。

【功用】燥湿，杀虫，止痒。

【主治】干湿癣，牛皮癣，松皮癣。

透骨丹

【出处】《外科大成》

【组成】青盐、大黄、轻粉、儿茶、胆矾、铜绿、雄黄、枯矾、皂矾各五分，杏仁七个，麝香一分，冰片五厘。

【用法】为细末，用苏合油调匀，擦患处，用炭火烘之，以透为度，五至七次愈。

【功用】祛风杀虫。

【主治】鹅掌风，多年顽癣。

疥灵丹

【出处】《外科大成》

【组成】大枫子肉、木鳖子肉各一两五钱，油核桃仁二十个，杏仁二两，川椒（末）、水银、枯矾各五钱，樟脑七钱，猪脂油一块。

【用法】共捣千杵如泥，备用。须搔破搽之。

【功用】杀虫解毒，润肤止痒。

【主治】五疥八癣，经久不愈者。

大全苦参汤

【出处】《疡科心得集》

【组成】苦参二两，蛇床子、白芷、金银花、野菊花、黄柏、地肤子、大菖蒲。

【用法】用河水煎汤，临洗入猪胆汁四五枚，洗二三次可痊愈。宜避风，忌发物。

【功用】去湿清热，解毒消肿。

【主治】一切疥癞疯癣。

百部膏

【出处】《医学心悟》

【组成】百部、蓖麻子（去壳）、白鲜皮、鹤虱、黄柏、当归、生地各一两，黄蜡二两，明雄黄末五钱，麻油八两。

【用法】先将百部等七味入油熬枯，滤去滓，再将油熬至滴水成珠，下黄蜡，至入水不散为度，起锅；将雄黄末和入，候稍冷，倾入瓷罐中收贮，退火备用，用时搽患处。

【功用】清热凉血，解毒杀虫。

【主治】牛皮癣。

必效散

【出处】《医宗金鉴》

【组成】川槿皮四两，海桐皮、大黄各二两，百药（煎）一两四钱，巴豆（去油）一钱五分，斑蝥（全用）一个，雄黄、轻粉各四钱。

【用法】共研极细末，用阴阳水调药，将癣抓损，薄敷，药干必待自落。

【功用】杀虫止痒。

【主治】年久顽癣。

一上散

【出处】《兰室秘藏》

【组成】雄黄（通明，手呵破者）、黑狗脊、蛇床子（炒）、熟硫黄各五钱，寒水石六钱，斑蝥（去翅、足、毛，研碎）十三个。

【用法】另研雄黄、硫黄、寒水石如粉，次入斑蝥和蛇床子、黑狗脊为细末，同研匀。先洗疥癣令汤透，去痂，油调手中擦热，以鼻中嗅三两次，擦上可一上即愈。

【功用】杀虫止痒。

【主治】疥癣。

【加减】如痛甚及肿满高起者，加寒水石一倍；如疮不苦痒，只加黑狗脊；如微痒，只加蛇床子；如疮中有虫，加雄黄；如喜火炙汤浴者，加硫黄。

当归饮子

【出处】《丹溪心法》

【组成】当归、川芎、白芍药、生地黄、防风、白蒺藜、荆芥各六钱，何首乌、黄芪、甘草各三钱。

【用法】水煎服。

【功用】养血润燥，祛风止痒。

【主治】疥癣，湿毒瘙痒等。

神仙太一膏

【出处】《太平惠民和剂局方》

【组成】玄参、白芷、川当归（去芦）、肉桂（去粗皮）、大黄、赤芍药、生干地黄各一两。

【用法】锉细，用麻油二斤浸，春五日、夏三日、秋七日、冬十日，滤去滓，油熬得所，次下黄丹一斤，以滴油在水中不散为度，以纸摊药贴之，或旋丸樱桃大，以蛤粉为衣，以绵裹化，水下一丸。

【功用】清热凉血，消肿止痛。

【主治】一切恶疮软疖，无论脓成与未成；虫咬，跌打损伤、烫伤；喉闭，缠喉风；腰膝疼痛等。

◎黄水疮

绣毬丸

【出处】《外科正宗》

【组成】樟脑、轻粉、川椒、枯矾、水银、雄黄各二钱，枫子肉（另碾）一百枚。

【用法】共为细末，同大枫子肉再碾和匀，加柏油一两，化开，和药搅匀，做丸龙眼大，于疮上擦之。

【功用】燥湿解毒，杀虫止痒。

【主治】一切干湿疥疮及脓窠烂疮，皮肤瘙痒，黄水疮湿烂浸淫等。

升麻消毒饮

【出处】《医宗金鉴》

【组成】当归尾、赤芍、金银花、连翘（去心）、牛蒡子（炒）、栀子（生）、羌活、白芷、红花、防风、甘草（生）、升麻、桔梗。

【用法】散风胜湿，凉血清热。

【主治】脾胃湿热，外受风邪，相搏而致黄水疮，痒痛流黄水，浸淫成片者。

【加减】如疮生头面，减去归尾、红花。

◎脚气

木瓜虎骨丸

【出处】《圣济总录》

【组成】木瓜（去皮、瓤，焙）一枚，乳香（研）半两，麒麟竭（研）、没药（研）、虎骨（涂酒炙）、木香、自然铜（醋淬七遍）、枫香脂、败龟（醋炙，去裙襕）、骨碎补（去毛）、甜瓜子、桂（去粗皮）、当归（切，焙）、安息香（重阳酒熬，去滓）各一两，地龙（去土）二两。

【用法】将麒麟竭、没药、乳香同研令匀，入在木瓜中，却以原盖子盖定，用黑豆一斗，水淘过，安木瓜在内，都用豆盖，蒸烂取出，沙盆内研成膏。余者捣罗为末，并安息香，同入木瓜膏内搜和，如药稍干，入少许好酒，丸如梧桐子大，每服三十丸，空心木瓜汤下，日二。

【功用】祛风除湿，通经活络。

【主治】风毒脚气，疼痛少力，筋脉拘急，行步艰难。

木瓜茱萸汤

【出处】《圣济总录》

【组成】木瓜（切片，曝干）、干姜（炮）各一两，吴茱萸（汤洗，焙干，炒）三分，木香二两，桂枝（去粗皮）三分，白槟榔（锉）十枚。

【用法】粗捣筛，每服三钱匕，水一盏，入生姜二片，枣两枚（劈），同煎至七分，去滓温服。

【功用】温化寒湿，行气降浊。

【主治】脚气攻心，闷绝呕逆，脚冷头痛。

木瓜茱萸汤

【出处】《世医得效方》

【组成】木瓜干（大片者）、槟榔各二两，吴茱萸（拣净，汤洗七次，炒）一两。

【用法】锉散，每服四钱，水一盏半，煎至七分，空腹服。

【功用】温化水湿，行气消胀。

【主治】脚气入腹，困闷欲死，腹胀喘急。

风湿汤

【出处】《医方类聚》引《施园端效方》

【组成】附子（炮，去皮）、白术、甘草、当归（焙）、防风、桂枝、薏苡仁各一两，乳香、没药、茯苓各半两。

【用法】为细末，每服三钱，水盏半，煎至七分，和滓温服，食前，日三夜一。

【功用】祛风散寒，除湿活络。

【主治】风寒湿痹，脚气筋挛，不能行步。

鸡鸣散

【出处】《类编朱氏集验方》

【组成】槟榔七枚，陈皮、木瓜各一两，吴茱萸二钱，桔梗、生姜各半两，紫苏茎叶三钱。

【用法】为粗末，分作八服，隔宿用水三大碗，慢火煎留碗半，去渣，再入水二碗，煎取一小碗，两次药汁相和，安置床头，次日五更，分作二三服，只是冷服，冬日略温亦可。

【功用】行气降浊，温化寒湿。

【主治】湿脚气，足胫肿重无力，行动不便，麻木冷痛，或挛急上冲，甚则胸闷泛恶。

清热泻湿汤

【出处】《杂病源流犀烛》

【组成】黄柏（盐酒炒）、苍术各一钱，苏叶、赤芍药、木瓜、泽泻、防己、槟榔、枳壳、香附、羌活、甘草各七分。

【用法】水煎服。

【功用】清热除湿，调气降浊。

【主治】脚气。

【加减】痛，加木香；肿，加大腹皮；热，加黄连、大黄。

沉香降气汤

【出处】《太平惠民和剂局方》

【别名】沉香降气散（《证治准绳》）

【组成】香附（炒，去毛）四百两，沉香十八两半，缩砂仁四十八两，甘草（炙）一百二十两。

【用法】为细末，每服一钱，入盐少许，沸汤点服。凌旦雾露，空心服食，去邪恶气，使无瘴疫。

【功用】降气宽中。

【主治】阴阳壅滞，气不升降，胸膈痞塞，心腹胀满，喘促气短，干哕烦满，咳嗽痰涎，口中无味，嗜卧减食；胃有留饮，噫醋闻酸，及中寒咳逆，胁下支结，脾虚洞泄，两胁虚鸣，脐下撮痛；或脚气攻心，心腹坚满，肢体浮肿者。

导气除湿汤

【出处】《医学发明》

【组成】羌活一钱半，当归身一钱，枳实、大黄各五分。

【用法】锉如麻豆大，都作一服，水二盏半，煎至一盏，去滓，空腹时温服。下利一两行，痛止。

【功用】除湿泻浊。

【主治】脚气肿痛。

赤苓汤

【出处】《金匮翼》

【组成】赤茯苓、防己、桑白皮、陈皮各一两半，旋覆花五钱，杏仁、麻黄（去根节）、白术、紫苏各一两。

【用法】每服五钱，用水煮黑豆汁盏半，加生姜半分煎服。

【功用】宣肺降气，利水消肿。

【主治】湿脚气，症见足胫肿重无力，行动不便，麻木疼痛，胸膈满闷，甚或气上冲胸者。

水肿茯苓煎

【出处】《鸡峰普济方》

【组成】茯苓、白术、椒目各四分，防己、葶苈、泽泻各五分，赤小豆、前胡、芫花、桂各三分，芒硝七分，甘遂二分。

【用法】为细末，炼蜜和丸，梧桐子大，每服五粒，日一服，渐加之，以小便利为度。

【功用】利水逐饮。

【主治】支饮上气，黄疸，及脚气，消渴后成石水，腹胁坚胀，足胫浮肿，上气不得卧，口干，颈脉动，腹胁间冷，大小便不利。

男科古方

◎阳痿、早泄

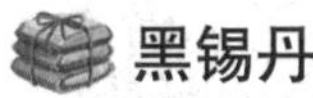

黑锡丹

【出处】《太平惠民和剂局方》引丹阳慈济大师受神仙桑君方

【别名】医门黑锡丹（《中药成方配本》）

【组成】沉香（镑）、附子（炮，去皮、脐）、葫芦巴（酒浸，炒）、阳起石（研细，水飞）、茴香（舶上者，炒）、破故纸（酒浸，炒）、肉豆蔻（面裹，煨）、金铃子（蒸，去皮、核）、木香各一两，肉桂（去皮）半两，黑锡（去滓称）、硫黄（透明者，结砂子）各二两。

【用法】用黑盏或新铁铫内，如常法结黑锡、硫黄砂子，地上出火毒，研令极细，余药并杵，罗为细末，都一处和匀研，自朝至暮，以黑光色为度，酒糊圆，如梧桐子大。阴干，入布袋内，擦令光莹，每服三四十粒，空心，姜盐汤或枣汤下，妇人艾醋汤下。

【功用】温壮下元，镇纳浮阳。

【主治】真阳不足，肾不纳气，浊阴上泛，上盛下虚，气喘痰鸣，肢厥冷汗；奔豚上冲，脘腹胸胁胀满刺痛；肠鸣泻利，久滑不止；腰膝酸软，阳痿精冷；血海虚冷，带下清稀，岁久无子等。

五精丸

【出处】《普济方》

【组成】秋石、鹿角霜、茯苓、阳起石、山药各等份。

【用法】为末，酒和丸，桐子大，每空腹服五十丸。

【功用】温肾益精，壮阳起痿。

【主治】肾气衰弱，阳痿不举，遗精滑泄，羸瘦神疲。

回阳固精丸

【出处】《仙拈集》

【组成】人参、黄芪、肉桂、巴戟、锁阳各二两，山药、故纸、小茴香各四两，菟丝子八两，川芎、杜仲各一两，附子一个。

【用法】为末，蜜丸，如梧桐子大，每服三钱，白汤下。

【功用】补肾壮阳。

【主治】心肾不交，阳痿不举。

补天育麟丹

【出处】《辨证录》

【组成】鹿茸一具，人参十两，山茱萸、熟地、肉苁蓉、巴戟天各六两，炒白术、炙黄芪、淫羊藿、山药、芡实各八两，当归、蛇床子、菟丝子各四两，柏子仁、肉桂各三两，麦冬五两，北五味、锁阳各二两，人胞一个，火焙海狗肾一根，蛤蚧两条，黄连一两，砂仁五钱。

【用法】各为末，蜜为丸，每日早、晚各送五钱，连服二月。

【功用】补心肾，益精血，交通水火。

【主治】男子心肾两虚，阳痿早泄，精液甚薄，不能生育。

种子大补丸

【出处】《医学入门》

【组成】人参、麦门冬、生地黄、熟地黄、杜仲、巴戟天、沙苑、白蒺藜、天门冬、枸杞子、黄柏、白茯神、白茯苓、白术、白芍药各四两，牛膝、当归、黑桑葚、芡实、龙眼肉、鹿角胶各五两。

【用法】为末，用雄鹿血和蜜为丸，梧子大，每次五十丸，空心，温酒、盐汤任下。

【功用】补肾填精，养血益气。

【主治】阳痿，遗精，久不生育。

济阳丸

【出处】《辨证录》

【组成】人参六两，黄芪半斤，鹿茸（酒浸，切片，又切作小块，粉炒）一个，龟膏半斤，人胞（火焙）一个，麦冬四两，远志二两，巴戟天半斤，炒枣仁、肉桂各三两，白术八两，菟丝子一斤，砂仁五钱，黄连八钱，北五味、半夏、神曲各一两。

【用法】各为末，蜜为丸，每日白滚水送下五钱。

【功用】益气补血，滋肾壮阳。

【主治】阳痿。

宣志汤

【出处】《辨证录》

【组成】茯苓五钱，菖蒲、甘草、远志、柴胡、人参各一钱，白术、当归、巴戟天三钱，生枣仁、山药各五钱。

【用法】水煎服。

【功用】解郁通阳，补肾益志。

【主治】阳痿。志意郁闷，以致阳事不举，或举而不坚。

斑龙丸

【出处】《医学正传》引《青囊集》

【别名】青囊斑龙丸（《医学正传》）

【组成】鹿角胶（炒成珠子）、鹿角霜、菟丝子（酒浸）、柏子仁各八两，茯苓、补骨脂各四两。

【用法】为细末，酒煮米醋打糊为丸，或以鹿角胶入好酒烊化为丸，梧桐子大，每服五十丸，空腹姜盐汤送下。

【功用】温补元阳。

【主治】肾亏体虚，遗精阳痿。

◎遗精

斩梦丹

【出处】《普济方》

【组成】知母、黄柏（去皮）各一两，滑石三两。

【用法】为末，白水和丸，空心温酒、盐汤送下。

【功用】滋阴降火。

【主治】梦泄遗精。

八味丸

【出处】《寿亲养老新书》

【组成】川巴戟（酒浸，去心，用荔枝肉一两，同炒赤色，去荔枝肉不要）、吴茱萸（去梗，用青盐一两，同炒后，茱萸炮，同用）、香附子（去毛，用牡丹皮一两，同炒焦色，去牡丹皮不用）、山药（用熟地黄同炒焦色，去地黄不用）各一两半，葫芦巴（用全蝎十四个，同炒后，葫芦巴炮，去全蝎不用）、高良姜（锉碎，用麦门冬一两半，去心，同炒赤色为度，去麦门冬）、茯苓（用川椒一两，同炒赤色，去椒不用）各一两，川楝子（去核，用降真香一两，锉碎同炒，油出为度，去降真香）二两。

【用法】研为细末，盐煮面糊为丸，如梧桐子大，每服四十丸至五十丸，空腹时用盐汤或温酒送下。

【功用】温补肝肾，暖丹田，聪耳目，老人常服益寿延年。

【主治】积年冷病，及遗精、白浊、妇人赤白带下。

三一肾气丸

【出处】《丹溪心法附余》

【组成】熟地黄、生地黄、山药（俱怀庆者）、山茱萸肉各四两，牡丹皮、赤白茯苓、泽泻、锁阳、龟板各三两，牛膝（川者）、枸杞子（甘州）、人参（辽）、麦门冬、天门冬各二两，知母、黄柏、五味子（辽）、肉桂各一两。

【用法】为细末，炼蜜为丸，如梧桐子大，每服五十丸，渐加至六七十丸，空心盐汤或温酒送下。

【功用】滋阴降火，补气助阳。

【主治】心肾阴亏，火动遗精，头目眩晕，腰膝酸软，惊悸失眠。

【加减】虚甚者，加鹿茸一两，虎胫骨一两。

女真丹

【出处】《摄生众妙方》

【别名】二至丸（《医便》）

【组成】冬青子（即女真实，酒浸一昼夜，去皮，晒干为末），旱莲草（捣汁熬浓）。

【用法】将旱莲草浓汁和前药末为丸，如梧桐子大，每服一百丸，临卧时用酒送下。

【功用】补肾养肝。

【主治】肝肾阴虚，头晕眼花，腰膝酸软，失眠，多梦，遗精，口苦咽干，头发早白。

小菟丝子丸

【出处】《太平惠民和剂局方》

【别名】菟丝子丸（《摄生众妙方》）

【组成】石莲肉、山药（内七钱半打糊）各二两，菟丝子（酒浸，研）五两，白茯苓（焙）一两。

【用法】为细末，用山药糊搜和为丸，如梧桐子大，每服五十丸，温酒或盐汤下，空腹服。

【功用】补脾肾，涩精气。

【主治】肾气虚损，少腹拘急，四肢酸疼，面色黧黑，唇干口燥，夜梦惊恐，精神困倦，情绪反常，饮食无味，心腹胀满，脚膝痿缓，小便滑数，阳痿遗精。

【加减】如脚膝无力，可用木瓜汤下，晚饭前再服。

五精丸

【出处】《普济方》

【组成】秋石、鹿角霜、茯苓、阳起石、山药各等份。

【用法】为末，酒和丸，桐子大，每空心服五十丸。

【功用】温肾益精，壮阳起痿。

【主治】肾气衰弱，阳痿不举，遗精滑泄，羸瘦神疲。

五子衍宗丸

【出处】《摄生众妙方》

【组成】甘州枸杞子、菟丝子（酒蒸，捣饼）各八两，辽五味子（研碎）

三两，覆盆子（酒洗，去目）四两，车前子（扬净）二两。

【用法】共为细末，炼蜜为丸，梧桐子大，每服空心九十丸，上床时五十丸，白沸汤或盐汤送下。冬月用温酒送下。

【功用】补肾益精。

【主治】肾虚精少。症见阳痿早泄，遗精，精冷，久不生育，或妇人不孕，以及肾虚腰痛，尿后余沥。

【加减】若惯遗泄者，去车前子，加莲子。

巴戟丸

【出处】《医学发明》

【组成】五味子、川巴戟（去心）、肉苁蓉、人参、菟丝子、熟地黄、覆盆子、白术、益智仁（炒）、骨碎补（洗去毛）、白龙骨、茴香、牡蛎各等份。

【用法】为细末，炼蜜为丸，如桐子大，每服三十丸，空心食前，米饮送下。

【功用】补益肝肾，固精止汗。

【主治】肝肾俱虚，遗精盗汗，面色白而不泽者。

◎少精

五子衍宗丸

【出处】《摄生众妙方》

【组成】甘州枸杞子、菟丝子（酒蒸，捣饼）各八两，辽五味子（研碎）三两，覆盆子（酒洗，去目）四两，车前子（扬净）二两。

【用法】共为细末，炼蜜为丸，梧桐子大，每服空心九十丸，上床时五十丸，白沸汤或盐汤送下。冬月用温酒送下。

【功用】补肾益精。

【主治】肾虚精少。症见阳痿早泄，遗精，精冷，久不生育，或妇人不孕，以及肾虚腰痛，尿后余沥。

【加减】若惯遗泄者，去车前子，加莲子。

下篇

常见中草药

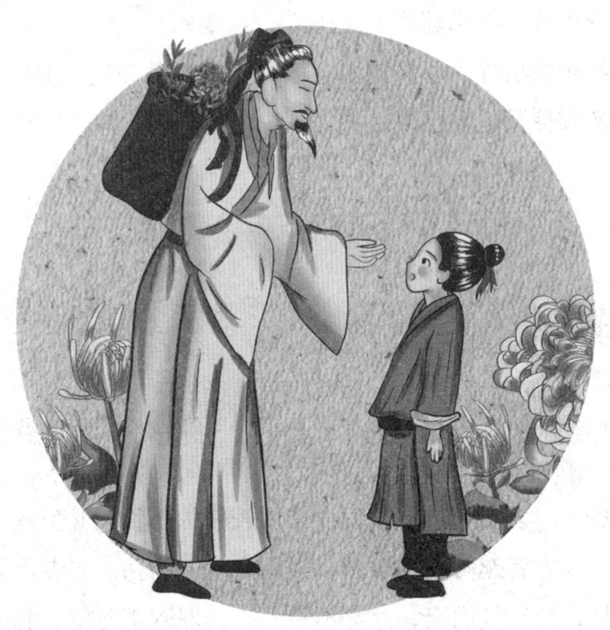

解表药

解表药又叫发表药，是以解肌、开腠、发汗为主要作用的药物。根据其温凉属性的不同，分辛温和辛凉两类。

本类药物用于感受外邪，表现发热恶寒、头疼身痛、脉浮等表证症状者。其中大部分药物有宣肺的功效，故兼能止咳平喘；部分药物有祛散风寒湿邪作用，可兼治风寒湿邪所致的肢体疼痛。此外，对斑疹初起和透发不畅，疮疡初起营卫失和的发冷、发热、身痛，水湿停郁于肌腠的上半身水肿，亦可用。

外感疾病因四时气候的差异、病人素质的强弱，治疗亦应有别。例如，风寒宜辛温解表，风热宜辛凉解表，挟暑者宜解表祛暑，挟湿者宜解表化湿，阳虚者应助阳解表，阴虚者应滋阴解表，气虚者应益气解表，血虚者应养血解表等，须选药辨证配伍。

应用本类药物应注意不可汗出过多而导致耗散阳气、损伤阴津。对体虚多汗、津液亏耗及疮疡已溃、淋病、失血的患者，应慎用或禁用。

◎辛温解表药

辛温解表药性味辛温，发散力较强，用于外感风寒出现恶寒、发热、头疼、身痛、颈项不舒、无汗或有汗、鼻塞、脉浮紧或浮缓、舌苔薄白等表寒证症状者。表实者选解表发汗作用较强的药物，并配宣达肺气与调和营卫的药；表虚者选解肌发表药，配调和营卫的药。二者都需酌情选配调和胃气之品，使谷气内充，外邪不复入，余邪则不复留。此外，对气、血、阴、阳虚弱者，寒饮、咳喘、内热、挟湿、挟暑等，应佐以随症药。

本类药物发汗力较强，应用时除应遵守解表药的一般禁忌外，对阴虚阳亢、下虚上实者应慎用。

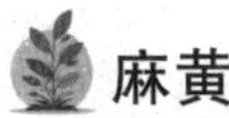

麻黄

【性味】性温，味辛、微苦。

【归经】归肺、膀胱经。

【功效】发汗，止喘，宣痹，利尿。本品辛温发散，轻扬宣泄，为发汗峻药。因有宣肺作用，而为止风寒喘咳的要药；因有散寒作用，可宣痹止痛；又因能宣肺气下达膀胱，故可通调水道而有利尿消肿的功效。

日常用量：2～10克。

桂枝

【性味】性温，味辛、甘。

【归经】归心、肺、膀胱经。

【功效】解肌发表，温阳通脉。本品辛温散寒，透达营卫，解肌发表。甘温通血脉、助心阳。解肌发表，能治外感风寒有汗或无汗的表证；温经散寒，可治虚寒腹痛及风寒湿痹、阳虚水停诸症；温阳通脉，能治血寒经闭、少腹胀痛等症；助心阳，能治心阳不振之心悸、不寐等症。

日常用量：3～10克。

紫苏

【性味】性温，味辛。

【归经】归肺、脾经。

【功效】解表散寒，理气安胎。本品辛温芳香，有宣畅气机之功。紫苏叶长于发表，但解表发汗之力较缓，多用于感冒胸闷、发热无汗、咳嗽、呕吐；紫苏梗善于理气宽中行滞，多用于肺脾气滞的胸腹胀满、呕吐嗳气及胎动不安。此外，能解鱼、蟹中毒。

日常用量：5～10克。

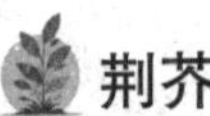荆芥

【性味】味辛，微温。

【归经】归肺、肝经。

【功效】解表散风，透疹，消疮。本品具有发表散风、透疹消疮、祛风止痒等功效，可以用于治疗感冒、麻疹、风疹等疾病引起的不适症状。荆芥的炮制加工品荆芥炭能收敛止血，多用于便血、崩漏、产后血晕等症。

日常用量：5～10克。

细辛

【性味】性温，味辛。

【归经】归心、肺、肾经。

【功效】散风，祛寒，止痛，化饮。本品辛温香窜，辛可散风，温可祛寒，既能发散肌表风寒以治感冒，又能温散经脉寒湿而治痹痛；香窜升散有通窍止痛的功用，可治鼻塞、头疼、齿痛；温行水气，有化饮止喘咳的效能，常用于寒饮喘咳。为散风寒止痛的常用药。

日常用量：1～3克。外用适量。

藁本

【性味】性温，味辛。

【归经】归膀胱经。

【功效】散风祛寒，燥湿，镇静止痛。本品辛能达表，温可行经，上达头

顶，下入阴中，既驱外侵之风寒，又祛内阻之寒湿，可治风寒头痛、骨楚及寒疝气痛、阴寒肿痛、带下等症。

日常用量：3～10克。

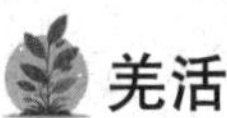

羌活

【性味】性温，味辛、苦。

【归经】归膀胱、肝、肾经。

【功效】表散风寒，祛湿止痛。本品辛能升散，温能祛寒，苦能燥湿，既能发表散寒，又能除湿疗痹而通利关节，行散止痛，尤其善于祛上半身的风寒湿邪。为外感风寒及风寒湿痹疼痛的常用药。

日常用量：3～10克。

防风

【性味】性温，味辛、甘。

【归经】归膀胱、肝、脾经。

【功效】解表散风，除湿止痉。本品气薄性升，缓而不燥，可祛周身之风，尤以祛在表在上之风为强，兼能胜湿，为治外感风寒湿邪的头痛、身痛及风寒湿痹关节酸痛的常用药。以其散风解痉作用，可治疗破伤风、痉挛、抽搐等症。炒用可止血，常用于血痢、便血等。

日常用量：5～10克。

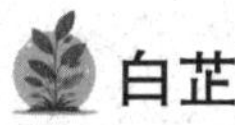

白芷

【性味】性温，味辛。

【归经】归肺、胃、大肠经。

【功效】祛风除湿止痛，活血排脓。本品辛香升散，可祛风除湿止痛，常用于感受风寒的肢体疼痛、头痛，尤以治眉棱骨痛为优，且治妇女寒湿带下腹痛。以其辛温能通散活血，可治疮疡肿痛、脓排不畅；以其兼有芳香通窍的功效，可治鼻渊。

日常用量：3～10克。

辛夷

【性味】性温，味辛。

【归经】归肺、胃经。

【功效】表散风寒，温肺通窍。本品辛温升散，体轻性浮，既能发散风寒表证，又能散肺中风邪而升清阳以通鼻窍。常用于外感风寒鼻塞，尤为治鼻渊的要药。

日常用量：3～10克。

葱白

【性味】性温，味辛。

【归经】归肺、胃经。

【功效】解表散寒，通阳利水。本品辛能发散，温可散寒，为感冒风寒、恶寒发热、头痛、鼻塞、咳嗽的常用药。其辛温通阳走散，可奏止痛下乳、利水之效，亦可用于小便不利、乳汁不行等症。

日常用量：3～10克。外用适量。

◎辛凉解表药

辛凉解表药性味多辛凉，有解表泄热的作用，适用于外感风热或温燥之邪引起的肺气不宣、肌表疏泄失常，出现发热重、恶寒轻、口渴有汗或无汗、舌苔薄白而干或微黄、脉浮数等表热证，以及风热所致的喘咳、斑疹未透或疮疡初起见有上述症状者。常佐以宣肺泄热、和胃生津之品。若风热上蒸咽喉肿痛者，应佐以清热利咽、消肿解毒药；疹毒内盛，应佐以清热凉血解毒药；若表实无汗，亦可少佐辛温解表药；体质素为阴虚血少或病后营血未复者，应适当佐以滋阴养血之品，以防散阴动血；若有出血者，应佐以凉血养血药。

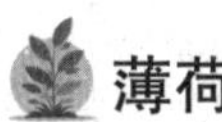

薄荷

【性味】性凉，味辛。

【归经】归肺、肝经。

【功效】散风热，清头目，利咽喉，解气郁。本品轻清芳香，辛凉行散，为表散风热、清利头目、疹出不透及风疹瘙痒的常用药，且有辛散解郁、芳香辟秽的作用，可用于肝气不舒所致的胸胁胀闷及暑月痧胀、吐泻、腹痛。

日常用量：3～6克。

牛蒡子

【性味】性寒，味辛、苦。

【归经】归肺、胃经。

【功效】疏散风热，宣肺透疹，消肿解毒。本品辛寒宣散，苦寒泄热，既能表散风热，又可消肿解毒，常用于治疗风热在上的咽痛、发颐及疹出不畅、疮毒肿痛。其滑利之性兼能滑肠通便。

日常用量：6～12克。

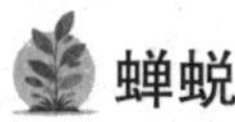

蝉蜕

【性味】性寒，味甘。

【归经】归肺、肝经。

【功效】疏风清热，透疹定惊。本品气清质轻，味甘性寒。取其凉散风热作用，可治外感风热、咽肿音哑、风疹瘙痒、疹出不透；取其平肝定惊作用，可用治小儿惊痫、夜啼、破伤风等症。

日常用量：3～6克。

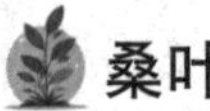桑叶

【性味】性寒，味苦、甘。

【归经】归肺、肝经。

【功效】疏风散热，清肺止咳，清肝明目。本品轻清疏散、甘寒清润，既能表散风热而宣肺止咳，又能清肺平肝、凉血明目而治疗肝阳上升的头晕目眩等。

日常用量：5～10克。

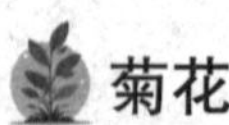菊花

【性味】性微寒，味甘、苦。

【归经】归肺、肝经。

【功效】疏风泄热，清肝明目，解毒消肿。本品甘寒而不伤阴，苦寒而能清热，有疏散风热、平肝息风的功效，常用于外感风热、头痛目赤、肝阳上升的头晕目眩及疔疮肿毒等症。

日常用量：5～10克。

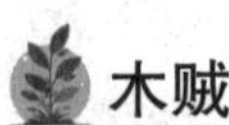木贼

【性味】性平，味苦。

【归经】归肺、肝、胆经。

【功效】疏风止痒，清肝明目，利湿消疸。本品轻扬升散，苦能清热，因有清肝利湿作用，故有明目退翳消疸的效能，为风热目疾、瘾疹瘙痒的常用药，并用于湿热发黄。

日常用量：3～9克。

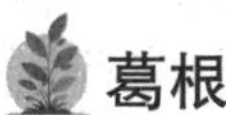葛根

【性味】性平，味甘、辛。

【归经】归脾、胃经。

【功效】解肌透疹，生津止渴。本品甘辛而平，能升能散，既能解肌退热透疹，又能鼓舞胃气，清热生津，常用于外感发热无汗、头痛、项强、斑疹不透、热病口渴。煨用止脾虚泄泻。

日常用量：10～15克。

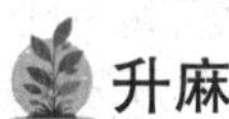升麻

【性味】性微寒，味甘、辛。

【归经】归脾、胃、肺、大肠经。

【功效】疏散风热，透疹解毒，升阳举陷。本品甘辛微寒，轻清升散，既能疏散肌表风热、透疹解毒，又能泄阳明胃火，可治头痛、咽肿、口舌生疮。更能升脾胃清阳之气，以疗久泻脱肛、子宫脱垂等症。

日常用量：3～10克。

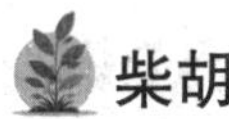柴胡

【性味】性平，味苦。

【归经】归肝、胆、心包经。

【功效】和解退热，解郁调经，升阳举陷，截疟。本品性平味苦，清轻升散，能透表泄热，清少阳半表之邪，治外感热病寒热往来。又长于疏肝解郁，治气机不舒的胸胁胀满、头晕目眩，并能升肝胆清阳之气，宣畅气血，治胁肋胀痛、气闭耳聋、妇人月经不调、乳胀。其上升之性，能升阳举陷，可用于久痢脱肛、子宫脱垂。古有以酒制升清止泻，醋制止血止痛，鳖血拌用可退虚热，效果甚好。

日常用量：3～10克。

清热药

清热药是以清解里热为主要作用的药物。里热一般指外感六淫之邪引起高热、面红目赤、口渴引饮、烦躁、小便短赤等疾病的热象表现，有在气分，有在血分，还有湿温、疫毒、疮疡等亦有发热，凡此皆在本类药物治疗范围。此外，阴虚、暑邪之发热的治疗分别列入滋阴、祛暑药内。本类药分清热泻火、清热解毒、清热凉血、清热燥湿四类。

由于疾病兼杂不同，本四类药物亦往往相配为用，或与其他类药物配用，如气分血分皆热者，清热泻火与清热凉血药同用；热毒、疔疮等有时上述四类药物同用；里热兼有表证者，配解表药表里同治；脏腑火邪，须根据其特点随症选配。

本类药物性属寒凉，易损伤阳气，故对阳气不足者慎用，真寒假热的阴盛阳格者忌用。

◎清热泻火药

清热泻火药是以清热泻火为主要作用的药物。热为火之渐，火为热之极，故凡清热药都有泻火作用。

本类药物多用于气分实热证，见壮热、烦渴、引饮、汗多、火热目疾、舌红苔黄或燥、脉洪大或滑数及神昏诸症。根据病变部位的不同，分胃热、肺热、肝热等。本类药物各有专功，临床应对症选用。

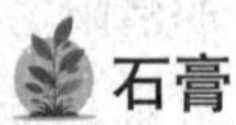石膏

【性味】性大寒，味辛、甘。

【归经】归胃、肺经。

【功效】清热泻火，解肌除烦。本品味辛性寒，质重气浮。性寒能泻火，

味辛气浮外走能解肌肤邪热，为清解气分实热的要药，多用于热在气分壮热烦渴、发斑，肺热喘咳，胃热上攻的头痛、牙痛等。煅用有收敛生肌、保护疮面作用，可用于湿疹、疮病多脓、烧伤等症。

日常用量：生石膏15～60克。外用适量。

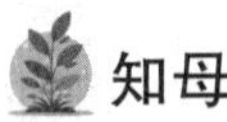

知母

【性味】性寒，味苦。

【归经】归肺、肾、胃经。

【功效】滋阴降火，润燥除烦。本品苦寒善泻火邪，质润能滋阴润燥，为苦润清热滋阴药。上行润肺泻火，下行补肾阴泻虚火，中能清胃热、滋燥除烦，故对退虚实之热均有功效，可用于热病烦渴、肺热咳嗽、骨蒸潮热等症。

日常用量：6～12克。

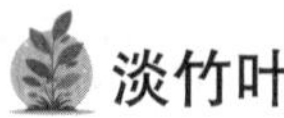

淡竹叶

【性味】性寒，味甘、淡。

【归经】归心、小肠经。

【功效】清热利尿，除烦止渴。本品甘寒清热，甘淡渗利，有清心除烦的功效，对心经有热或心移热于小肠而致的小便涩痛、烦渴为常用之品。

日常用量：6～15克。鲜品15～30克。

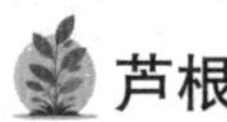

芦根

【性味】性寒，味甘。

【归经】归肺、胃、肾经。

【功效】清热利尿，生津止呕。本品甘寒质轻，上可清热透疹，中可养胃生津，下可利尿导热外出，多用于胃热呕哕烦渴、肺痈及麻疹初起、肺肾有热的小便频数等症。

日常用量：15～30克。

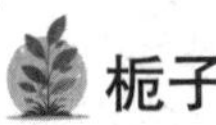栀子

【性味】性寒，味辛。

【归经】归心、肺、肝、胆、三焦经。

【功效】泻火除烦，凉血解毒，利尿利胆。本品苦寒降泄，轻清上行，表里有热可起双解之效。能泻心、肺、胃火而除烦止呕，且能去肌肤之热，清泄三焦湿火。取其解毒利尿效能，可治黄疸；以其凉血解毒作用，可治血淋、疮疡。习惯上止血多炒用，和胃止呕多姜制。

日常用量：6～10克。外用生品适量。

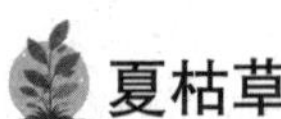夏枯草

【性味】性寒，味苦、辛。

【归经】归肝、胆经。

【功效】清火散结，养肝明目。本品辛寒散结，苦寒泄热，有清肝火而明目的功效。为治肝经郁热所致的瘿瘤、瘰疬、乳痈、头部痈疮、目赤及肝阳上扰的头痛目眩等症的常用药。

日常用量：9～15克。

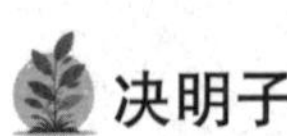决明子

【性味】性微寒，味甘、苦、咸。

【归经】归肝、肾经。

【功效】清肝泻热，疏风明目。本品苦寒泄热，甘咸益阴，既清肝火、疏风热，又滋肾阴，为治肝胆郁火或上焦风热所致的目赤肿痛的常

用药，并可用于目涩畏光多泪、青盲内障等头风目疾及肝阳上扰的头晕目眩。以其苦寒降泄之功能，有润肠通便作用。

日常用量：9～15克。

密蒙花

【性味】性微寒，味甘。

【归经】归肝经。

【功效】清肝泻火，明目退翳。本品性寒质轻，长于清肝热明目退翳，为眼科专药。治肝热目赤肿痛、畏光多泪、目生翳膜等症。

日常用量：3～9克。

青葙子

【性味】性微寒，味苦。

【归经】归肝经。

【功效】祛风热，清肝火，明目退翳。本品苦寒清热，能清肝火、散风热。以肝开窍于目，故眼疾属肝火风热者多用之。取其消翳明目之功，用治目生云翳、目昏赤热肿痛等。此外，取其清肝作用，可治恶疮痔疮下血；取其祛风热作用，可治荨麻疹等症。

日常用量：3～15克。

天花粉

【性味】性寒，味甘、微苦酸。

【归经】归肺、胃经。

【功效】生津润燥，化痰，消肿。本品甘酸生津，苦寒清热，有生津润燥止渴、清热化痰、消肿排脓作用。多用于热病伤津烦渴、消渴、燥热咳嗽、痈肿疮毒等症。

日常用量：10～15克。

夜明砂

【性味】性寒，味辛。

【归经】归肝经。

【功效】清肝明目，活血消积。本品辛能宣散，寒可清热，且入肝经血分，故有活血清热作用。可治目昏翳障、目赤肿痛、雀目，并能治疗疳积。

日常用量：3～9克。

◎清热解毒药

清热解毒药是以清热解毒为主要作用的药物。用于热毒引起的疔疮、痈肿、丹毒、斑疹、喉痹、痄腮、痢疾，以及各种火毒蕴结、温热性疾病。若热毒在血分的，应配清热凉血药同用；热毒兼挟湿者，应配清热燥湿或利湿药同用；疮痈属虚者，应配补气养血药同用。

本类药物性多寒凉，对阴寒证不宜用。

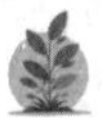金银花

【性味】性寒，味甘。

【归经】归肺、胃、心、脾经。

【功效】清热解毒，疏散风热，凉血。本品甘寒轻扬，气味芳香。甘寒解毒，既能清气分邪热，又能解血中热毒；轻扬宣散，既能疏解表邪，又能透热外出。为温热病初起及热毒疮痈的要药，多用于外感风热、温热病初起、痈疮肿毒及热毒血痢等症。

日常用量：6～15克。

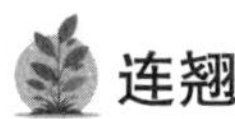

连翘

【性味】性寒，味苦。

【归经】归心、胆、三焦、大肠经。

【功效】清热解毒，散结消肿。本品苦寒，轻清而浮，能散肺热、清心火，功效与金银花相近，既能透达表邪，又能清解里热，并有解毒消肿散结的效能，为疮毒痈肿的要药。常用于外感风热、温病初起的高热、神昏、烦渴及疮痈肿毒等。此外，尚有清热利尿作用。

日常用量：6～15克。

大青叶

【性味】性大寒，味苦、咸。

【归经】归心、胃经。

【功效】清热解毒，凉血化斑。本品苦寒泻火，咸寒凉血，既能泄外感邪热，清营血的热毒，又能解心、胃火毒灼盛的发斑，为解毒消斑的要药。多用于治瘟疫、时行热病的高热神昏、发斑与丹毒、喉痹、斑疹等。

日常用量：9～15克。

板蓝根

【性味】性寒，味苦。

【归经】归肺、胃经。

【功效】清热凉血，解毒利咽。本品苦寒，清热凉血能力较强，长于清利咽喉。为治咽喉肿痛、头面丹毒、发颐、热病发斑的常用药。

日常用量：9～15克。

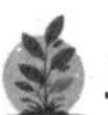马齿苋

【性味】性寒，味酸。

【归经】归心、肝、脾、胃、大肠经。

【功效】清热解毒，凉血止痢。本品性寒滑利，味酸收敛，既能清解毒热，又有凉血利肠之效，故常用于痢疾、淋病、疔疮痈肿、丹毒、痔疮等。鲜品捣汁服用，效用更佳，常用治热痢、血痢。据《产宝》记载，马齿苋加白蜜适量，治产后血痢颇有疗效。

日常用量：9～15克。外用适量。

紫花地丁

【性味】性寒，味苦、辛。

【归经】归肝经。

【功效】清热解毒，凉血消肿。本品辛寒散泄，苦寒清热，既能清热凉血解毒，又可通散血热壅滞。为治痈疽发背、疔疮肿毒的良药。鲜品外敷，解毒消肿效力亦好。

日常用量：15～30克。外用鲜品适量。

蒲公英

【性味】性寒，味苦、甘。

【归经】归脾、胃经。

【功效】清热解毒，消肿散结。本品苦寒泄热散结，甘寒清热解毒，兼能疏郁散结。对痈肿疔疮，内服外用均有良效，尤善治乳痈。用于淋证亦有较好的疗效。

日常用量：10～15克。外用鲜品适量。

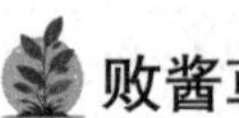败酱草

【性味】微寒，味辛、苦。

【归经】归胃、大肠、肝经。

【功效】清热散结，破瘀排脓。本品辛散苦降，性寒清热，有活血消痈、解毒排脓的功效，且行肠胃积滞。为肠痈、肺痈等内痈的常用药，且有止痢、消肿毒的效能。

日常用量：6～15克。

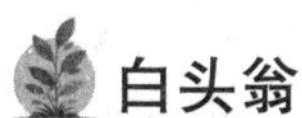 白头翁

【性味】性寒，味苦。

【归经】归胃、大肠经。

【功效】凉血解毒，杀虫止痢。本品苦能燥湿，寒能泄热，气质轻清，可升散郁火而清热解毒、凉血杀虫。为热毒下痢的要药。

日常用量：9～15克。

鱼腥草

【性味】性寒，味辛、温。有小毒。

【归经】归肺经。

【功效】清热解毒，利尿消肿。本品辛能宣肺散结消痈，寒可清热解毒，且有利水消肿、通淋止带之功，多用于痰热壅肺、咳吐脓血、白带、恶疮肿毒、痔疮及淋痛、水肿、湿疹等。

日常用量：15～25克。

半枝莲

【性味】性微寒，味辛。

【归经】归肺、肝、膀胱经。

【功效】清热，解毒，散瘀，抗癌。本品味辛气寒，辛可走散，寒可清热解毒，其功效有清热解毒、通络散瘀、止血、行气、利水、定痛之功，临床常用于尿道炎、肝炎、咽炎、咽喉肿痛、肺脓疡、血

痢等。近代用于抗癌、肝硬化腹水及毒蛇咬伤等，有一定的疗效。

日常用量：15～30克。

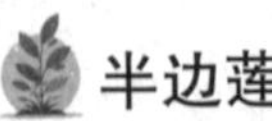半边莲

【性味】性平，味甘。

【归经】归肝、肺经。

【功效】消肿，解毒，利尿。本品甘平，但解毒之功较强，为治毒蛇咬伤之要药。用于治疗疮肿毒及扁桃体炎等均为有效之品。此外，尚有利尿消肿止咳之功，亦用于水肿膨胀、黄疸、咳喘等症。

日常用量：9～15克。鲜品30～60克。外用适量。

赤小豆

【性味】性平，味甘、酸。

【归经】归心、小肠经。

【功效】清热利水，行血消肿，解毒排脓。本品善下行利水，可治脚气水肿。取其行血消肿、解毒排脓作用，可用于治痈肿疮毒、痔疮便血等症。

日常用量：9～30克。

◎清热凉血药

清热凉血药是以清热凉血为主要作用的药物。用于营分和血分实热证见身热烦躁、神昏谵语，或吐衄、发斑、舌绛而干、脉数及夜热早凉等症状者。

邪热入营血常致使阴液亏耗，本类药物有的兼有养阴滋液作用，如生地黄、玄参等。临床除选用本类药物外，还应配以滋阴药等。

本类药物性多寒凉，脾胃虚弱者忌用。

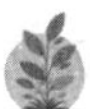

犀角（常以水牛角代替）

【性味】性寒，味苦、酸、咸。

【归经】归心、肝、胃经。

【功效】清热解毒，凉血定惊。本品性寒属阴，善于清血中热毒，入心可清营定惊，入肝凉血止疼，入胃泻实火祛热。尤长于解毒化斑。与滋阴清热药同用，治阴虚热甚伤津；与凉血解毒药同用，治血分热毒发斑；与清热泻火药同用，治气血两燔之壮热神昏。为治热盛神昏、热毒发斑的要药。常用于治热邪入营的神昏谵语、狂躁、斑疹及各种因热出血等症。

日常用量：1.5～3克。

【禁忌】本品常以水牛角代用。水牛角功效与本品基本相同，但用量应大于犀角。

生地黄

【性味】性寒，味甘、苦。

【归经】归心、肝、肾经。

【功效】滋阴凉血，补肾养心。本品甘寒微苦，质润多汁，性寒而不伤胃气，质润而不腻，长于滋阴清热、凉血生津，兼有止血功效。常用于热邪入营见高热、烦渴、吐衄、下血、发斑、舌红绛等症。亦用于治阴虚血热的烦热、骨蒸劳热、盗汗，或吐衄、尿血、便血等症。

日常用量：10～15克。

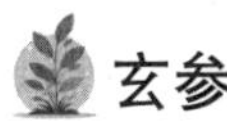

玄参

【性味】性微寒，味苦、咸。

【归经】归肺、肝经。

【功效】滋阴润燥，降火解毒。本品苦寒质润，入血既清热凉血解毒，又养阴生津，味咸又能软坚，为滋阴降火的要药。常用于热病伤津、斑疹、咽喉肿痛、痈疮等。

日常用量：9～15克。

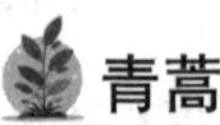

青蒿

【性味】性寒，味苦、辛，气香。

【归经】归肝、胆经。

【功效】清热祛暑，凉血除蒸。本品苦寒气香，既能清虚热、解暑热、截疟、退黄，又能疏泄阴分伏热而除蒸，为清暑热、凉血、抗疟、利胆退黄、除伏热骨蒸的常用药。

日常用量：6～12克。

牡丹皮

【性味】性微寒，味苦、辛。

【归经】归心、肝、肾经。

【功效】清热凉血，活血化瘀。本品性寒苦泄，能清血热而血不妄行，辛散能行血瘀而血无阻滞。为活血祛瘀的要药，凡血热有瘀者，不限虚火、实火，都可随症配伍应用。为血热吐衄、斑疹、虚劳骨蒸、肝经火郁的头痛、肋痛、经痛、血瘀经闭、瘀积肿痛、热毒疮痈的常用药。

日常用量：6～12克。

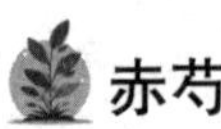

赤芍

【性味】性微寒，味苦。

【归经】归肝、肺、脾经。

【功效】凉血活血，消瘀散肿。本品苦寒降泄，既凉血清血分实热，又活血散血中瘀结，为活血调经、散瘀止痛的常用药。可治血热的吐衄、经血不调，肝火上炎的目赤肿痛，血瘀的经闭、痛经及跌打损伤、瘀积作痛，并可治疗疮疡肿毒。

日常用量：6～12克。

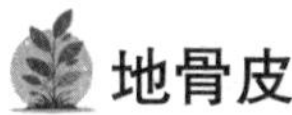

地骨皮

【性味】性寒，味甘、淡。

【归经】归肺、肝、肾经。

【功效】清热降火，凉血除蒸。本品性寒善于清热凉血，味甘淡而不伤阴，故对虚热、实热都可用。能清肺热、降肝肾虚火、除阴分伏热，可治肺热咳喘、阴虚潮热、有汗之骨蒸。

日常用量：9～15克。

白薇

【性味】性寒，味苦、咸。

【归经】归肝、胃经。

【功效】清热凉血，滋阴除烦。本品苦寒泄热，咸寒凉血，有泄热益阴的功效，是清血热、除骨蒸，兼能益阴除烦之品。常用于风温发热、阴虚潮热、疟疾不解发热及产后烦乱等，并有醒眠的功用。此外，还有利尿作用，可治小便不禁或淋证。

日常用量：5～10克。

鸦胆子

【性味】性寒，味苦。

【归经】归大肠经。

【功效】清热燥湿，杀虫止痢。本品苦寒能清泄湿热，善祛大肠垢秽，为治久痢下脓血之要药，常用治下痢赤白相兼，时愈时发，经年不愈之症。外用去壳鸦胆子可腐蚀赘疣。近年用本品治疗疟疾，颇有疗效。并有用鸦胆子仁5%的煎剂，洗涤阴道，治疗单纯滴虫性阴道炎。

日常用量：10～20粒，去壳取仁。吞服时多用龙眼肉包裹。

◎清热燥湿药

清热燥湿药是以清热燥湿为主要作用的药物。主要用于治疗治湿热证。湿热内蕴，多见发热、苔腻、尿少等症状，但因湿热所侵机体部位的不同，临床症状各有不同。

本类药物苦寒性大，燥湿力强，过量服用易伐胃伤阴，因此用量不宜过大。

黄芩

【性味】性寒，味苦。

【归经】归心、肺、肝、胆、大肠经。

【功效】清热燥湿，止血，安胎。本品苦能燥湿，寒能清热，为清泻实火的常用药，尤以清肺火为多用。可用于热病高热烦躁、肺热咳嗽、疮疡痈肿及肠胃湿热泻痢、痞满、小便短赤、淋沥涩痛，又用于治有热之胎动。炒用止血，可用于火盛迫血妄行的吐血、衄血、便血、崩漏等症。

日常用量：3～9克。

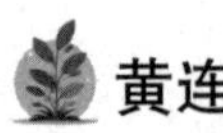

黄连

【性味】性寒，味苦。

【归经】归心、肺、胆、胃、大肠经。

【功效】清热燥湿，泻火解毒。本品大苦大寒，为泻实火、解热毒的要药。尤长于泻心胃实热，止湿热痢疾。常用于温热病邪热炽盛的壮热烦渴、神昏、躁扰不宁。对温热痢疾、下痢脓血、实热疮疡肿毒及湿疮瘙痒有显著疗效，亦为火毒目赤的常用之品。

日常用量：1.5～6克。

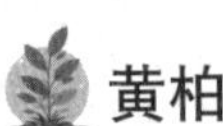

黄柏

【性味】性寒，味苦。

【归经】归肾、膀胱经。

【功效】清热燥湿，泻火解毒。本品苦寒降泄，清热燥湿，且以泻肾火、清下焦湿热为专长。常用于治热痢泄泻、黄疸、淋浊、小便淋漓涩痛、下肢湿热肿痛及皮肤湿疮。以其泻肾火坚阴的效能，常配滋阴降火药，用于治阴虚骨蒸劳热、盗汗、遗精等。

日常用量：6～12克。

龙胆草

【性味】性寒，味苦。

【归经】归肝、胆、膀胱经。

【功效】泻肝胆实火，清下焦湿热。本品苦能燥湿，寒可清热，性沉而降，功专泻肝胆实火，清下焦湿热。常用于肝胆实火或下焦湿热所致的目赤肿痛、胸胁刺痛、咽喉肿痛、耳聋耳肿、黄疸、惊风抽搐及阴囊肿痛、淋浊带下、湿疹疮毒及肝火头痛等症。

日常用量：3～9克。

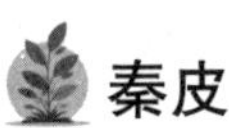

秦皮

【性味】性寒，味苦、涩。

【归经】归肝、胆、大肠经。

【功效】清热燥湿，清肝明目，平喘止咳。本品味苦性涩，收敛走散之精气。性寒可清热，其入肝，故可明目。常用于治热痢下重及慢性痢疾、细菌性痢疾，亦疗腹泻。取其清热明目为用，可治目翳赤肿、睑腺炎等眼上疮疾诸症。近代有用于治疗慢性气管炎、哮喘者，亦有一定疗效。

日常用量：6～9克。

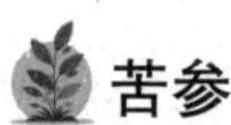苦参

【性味】性寒，味苦。

【归经】归心、脾、肾经。

【功效】清热燥湿，杀虫利尿。本品苦寒沉降，既能清热燥湿杀虫，又可通利小便，适用于热痢便血、湿热疮毒、疥癣、麻风、周身风痒及黄疸尿闭、阴痒带下等湿热疾患。取其清肾火的功效，亦可治遗精、滑精。

日常用量：内服6～15克。外用量可适当加大。

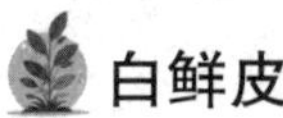白鲜皮

【性味】性寒，味苦。

【归经】归胃、脾、膀胱、小肠经。

【功效】清热解毒，祛风除湿。本品苦能燥湿，寒可清热，能利小便使湿热外泄。为治皮肤湿热疮毒、疥癣、风疹的常用药，并治黄疸。

日常用量：6～12克。

泻下药

泻下药是以导致腹泻或滑润大肠、促进排便或排除胸腹积水为主要作用的药物，分攻下、润下、峻下逐水三类。攻下和峻下逐水药通用于里实证，润下药适用于体质素为阴虚火旺或热病伤津、产后血虚、老年津枯及亡血病所致的大便秘结者。

里实证因寒热性质的不同，分冷积、热结两大类。冷积多以温下法治疗，热结应以寒下法治疗；病急实甚者应峻下，病缓实不甚者应缓下；体虚挟有里实者，应攻补兼施；有表证未解者，应表里双解；兼有气滞者，应配理气药；有血瘀者，应配活血祛瘀药。

本类药物除润下药外，均为性峻力猛之品，故对血虚津亏、体弱、产妇、孕妇、女子经期等必用时应小量或佐以扶正药。无实满者忌用。

◎攻下药

攻下药是以荡涤肠胃、通泄大便为主要作用的药物。有的兼能泻火，适用于宿食积滞、大便燥结、胸腹胀痛、潮热谵语、口干作渴、舌苔焦黄、脉滑数者；有的兼可祛寒，适用于寒实冷积出现脘腹冷痛、手足不温、舌苔白滑、脉沉或沉迟等症状者。

本类药物禁忌见泻下药。

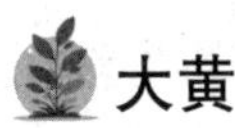

大黄

【性味】性寒，味苦。

【归经】归脾、胃、肝、心包、大肠经。

【功效】泻火通便，破积行瘀，外用消肿止痛。本品苦寒，其性重浊，主沉降，力猛善行。长于荡涤肠胃实热积滞，为泻火攻积的要药，并能入血分，逐瘀通经，泻热凉血。常用于肠胃实热积滞或宿食停滞所致的腹满胀痛、大便不通或湿热痢疾；或因实热过盛，而致壮热不退、神昏谵语；或因实热迫血妄行，而致吐血、衄血；或因实热火毒所致的痈疮肿痛、烫火伤及头痛目赤、暴发火眼、喉肿牙痛等；或因实热而致的黄疸水肿。此外，又用于妇女瘀血经闭、产后瘀阻、癥瘕积聚，以及跌打损伤、瘀血胀痛等症。

日常用量：3～15克。

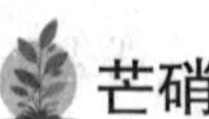芒硝

【性味】性寒，味辛、咸、苦。

【归经】归胃、大肠、三焦经。

【功效】泻热导滞，润燥软坚。本品气寒味咸，润下软坚，味苦降泄，泻热通便。适用于肠胃实热积滞所致的大便秘结、谵语发狂等症。取其泻热解毒作用，可外用治目赤肿痛、痈疮肿毒、咽喉及口腔肿痛糜烂等症。

日常用量：6～12克。

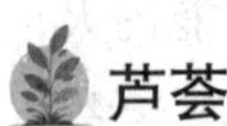芦荟

【性味】性寒，味苦。

【归经】归肝、胃、大肠经。

【功效】通便导积，凉肝，杀虫。本品苦寒降泄，导积泻下之力显著，常用于习惯性便秘。泻下可除肝经实火，达“釜底抽薪”之功效。热风烦闷、大便秘结、小儿癫痫、惊风以及疳积等症，均为宜用之品。

日常用量：2～5克。

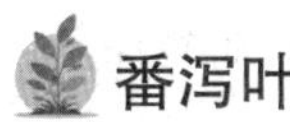

番泻叶

【性味】性寒，味苦。

【归经】归大肠经。

【功效】泻热导滞。本品苦寒，苦可泻下，寒可清热，其专入大肠经，故为通便专用之品，是热结便秘、积滞腹胀的常用药。

日常用量：2～6克。

◎润下药

润下药是以润燥滑肠为主要作用的药物，用于年老体弱津枯便秘、产后血枯、病后津亏及失血便秘的患者。临床对热盛伤津便秘者，应配养阴药同用；血虚便秘者，应配补血药同用；气滞便秘者，应配理气药同用。

火麻仁

【性味】性平，味甘。

【归经】归脾、胃、大肠经。

【功效】润燥滑肠。本品甘平质润，具有润燥滑肠作用。多用于津枯便秘症，且兼有补益作用，对老年人、虚人、孕妇或产后津乏血虚的肠燥便秘者，更为适宜。

日常用量：9～30克。

郁李仁

【性味】性平，味辛、苦、甘。

【归经】归脾、大肠、小肠经。

【功效】润肠通便，利水消肿。本品质润性降，既能润燥通便，又可下气利水，常用于气滞肠燥、大便不通、水肿胀满、小便不利等症。

日常用量：4.5～9克。

◎峻下逐水药

峻下逐水药是以攻逐蓄结的痰饮水湿，消除水肿膨胀为主要作用的药物。多用于水肿重症和胸腹积水，以及痰饮结聚的喘满壅实等症。

本类药物性峻力猛，且多有毒，应用时应经炮制，以减少其毒性。其禁忌见泻下药。

牵牛子

【性味】性寒，味苦。有毒。

【归经】归肺、肾、大肠经。

【功效】泻下，利水，杀虫。本品苦寒降泄，通便行水，且有下气去积杀虫的功效。为水肿痰饮、喘满腹胀、三焦气滞、二便不利的常用药。取其杀虫、下气去积作用，可治虫积腹痛。

日常用量：3～6克。

甘遂

【性味】性寒，味苦。有毒。

【归经】归肺、脾、肾经。

【功效】泻水逐饮，消肿散结。本品苦能降泄，寒能除热，其性下行而通二便，为泻水逐痰的峻药，尤长于泻胸腹积水。常用于水肿胀满、痰饮积聚、痰迷、痰痫等症。此外，尚有消肿散结之功，可疗痈肿疮毒。

日常用量：0.5～1.5克。外用适量。

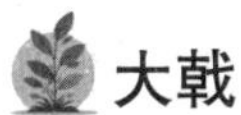

大戟

【性味】性寒，味苦。有毒。

【归经】归肺、肾、脾经。

【功效】泻水逐饮，攻毒散结。本品苦寒泄下，力猛有毒，功能通利二便，逐痰饮泻水。适用于水饮泛溢所致的水肿胀满、胸腹积水及痰饮结聚诸症。外用可散结消肿，治痈肿疮毒。

日常用量：1.5～6克。

芫花

【性味】性温，味苦、辛。有毒。

【归经】归肺、脾、肾经。

【功效】泻水逐痰，杀虫疗疮。本品辛温力猛，既能通利二便、泻水逐痰，又可攻毒杀虫。常用于痰饮喘咳、痛引胸胁及水肿胀满等症。外用可治疮毒顽癣，对冻疮亦有疗效。

日常用量：1.5～3克。

商陆

【性味】性寒，味苦。有毒。

【归经】归肺、脾、肾经。

【功效】逐水利尿，消痈肿。本品苦寒沉降，通利二便，为泻水专药。适用于水肿腹满实证，出现便秘、小便不利症状者。鲜品外用可治肿毒痈疮。

日常用量：3～9克。

祛风湿药

祛风湿药是以祛风除湿、散寒行痹、活络止痛为主要作用的药物，用于风寒湿邪趁机体营卫之虚，侵袭肌肉、经络、筋骨之间，致使经络滞塞、气血循行不畅而出现的肌肉、筋骨、关节疼痛、拘急、麻木等症。风湿诸症用药多以疏风散寒、祛湿药相互兼杂应用。偏于风者，其疼痛游走不定，多以祛风药为主；偏于寒者，痛而拘急，多以温经散寒药为主；偏于湿者，疼痛重着，多以祛湿药为主。风湿疼痛邪尚表浅者，应重用发散风寒药；邪犯筋骨关节痛，应佐用行气活血通络药；气血虚弱者，应配以益气养血药；痹证日久见肝肾亏损者，应配补肝肾、强筋骨、温经散寒药，并宜选用本类药物中兼有补益肝肾、强筋骨作用之品；若病人为阳盛内有蕴热，外感风寒湿邪蕴生热邪者，应以清热凉血通络为主，佐以祛风除湿药。此外，对上肢、下肢或上下肢俱痛者，应随症选药，以求速效。

本类药物大部分具有辛燥之性，凡阴虚血燥者应慎用。

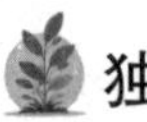独活

【性味】性温，味辛、苦。

【归经】归肾、膀胱经。

【功效】祛风胜湿，通痹止痛。本品辛温苦燥，辛温散寒通痹，苦温行散燥湿，更善祛在里在下之伏风，且能止痛。为风寒湿痹的常用药，尤以下肢痹痛为多用。

日常用量：3～10克。

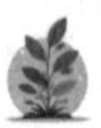豨莶草

【性味】性平，味苦、辛。有小毒。

【归经】归肝、肾经。

【功效】祛风湿，利筋骨，清降肝火，解毒。本品辛散祛风，苦平除湿，可治风湿阻滞经络的四肢麻木、筋骨疼痛、腰膝无力；苦可清热，可降肝火上壅的头痛眩晕。且有解毒之效，可治疮痈疖肿、蛇咬伤及急性发黄，并有安神、镇静、安眠作用。

日常用量：9～12克。

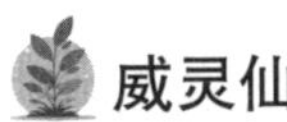

威灵仙

【性味】性温，味辛、咸。

【归经】归膀胱经。

【功效】祛风除湿，通络止痛。本品辛散善走，温散通利，既能祛风除湿，更能通经畅络，故为除风湿止痛的常用药。以其利湿作用，可治风湿痹痛、外邪郁而不达、湿蕴热蒸的发黄，并能治骨鲠。

日常用量：6～10克。

防己

【性味】性寒，味苦、辛。

【归经】通行十二经。

【功效】利水消肿，祛风止痛。本品苦寒降泄，味辛能散，既能利水清热，又能散风疗痹。为水肿、脚气、小便不利及风湿痹痛的常用药。

日常用量：5～10克。

桑寄生

【性味】性平，味苦、甘。

【归经】归肝、肾经。

【功效】补益肝肾，祛风通络，养血安胎。本品苦甘性平，质厚而柔，有祛风湿、养血润筋的功效。主要用于痹痛日久，出现肝肾不足，筋脉失养的腰膝酸痛、筋骨无力等症状者。以其有养血安胎作用，可治胎动、胎漏下血。

日常用量：9～15克。

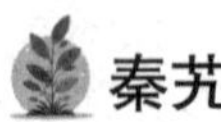秦艽

【性味】性寒，味苦、辛。

【归经】归膀胱、肺经。

【功效】祛风湿，止痛，利水消肿。本品辛能行散，苦寒降泄，清热利水，苦以燥湿。主要用于风湿痹痛，水肿，脚气肿痛，小便不利，湿疹疮毒。

日常用量：3～10克。

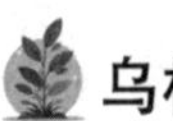乌梢蛇

【性味】性平，味甘。

【归经】归肺经。

【功效】搜风，通络，定搐。本品性善走窜，通经活络，内通筋骨，外达皮肤，为风毒壅结于血分疼痛的要药，多用于风湿顽痹、肢节麻木及皮肤疥癣、麻风等。取其搜经络之风的作用，有定惊止搐的功效，可止惊痫。

日常用量：6～12克。

芳香化湿药

芳香化湿药又叫祛湿药，是以祛除里湿为主要作用的药物，有醒脾、健胃的功能，用于湿邪内滞而致的胸腹疼闷、食欲不佳、呕吐反酸、大便溏薄及口甘多涎、舌苔白腻等症。取其芳香辟秽作用，又能除四时不正之气，治暑湿、湿温、霍乱、痧胀等。

湿邪的特点是黏腻重浊，易于壅滞不去。治疗应选用芳香化湿药，同时宜配宣气和中药，酌配苦温燥湿或淡渗通利之品。若湿与热并存者，应与清热药同用；湿与寒并存者，应与祛寒药同用。

湿之为病，与脾、肺、肾三脏功能的盛衰关系密切。脾虚不运、水湿内停者，还应配以健脾药；肺失通调水道者，应配宣肺药；肾阳虚损不能蒸化水湿者，应配温肾药。

本类药物性多辛温，对阴虚血燥及气虚者应慎用。

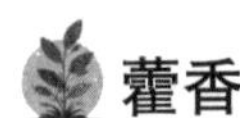藿香

【性味】性微温，味辛。

【归经】归肺、脾、胃经。

【功效】发表解暑，和中化湿，理气止呕。本品芳香而不燥烈，辛温而不燥热，既能温中快气醒脾胃，又能发表解暑，辟秽化浊，长于治脾胃湿浊吐逆。为四时外感风寒、暑湿及脾胃湿滞的胸腹满闷、腹痛吐泻、胃纳不佳、苔腻、身倦的常用药。

日常用量：3～10克。

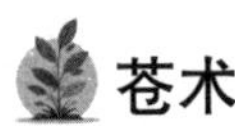苍术

【性味】性温，味辛、苦。

【归经】归脾、胃经。

【功效】健脾燥湿，祛风明目。本品辛温发散，能解风寒之邪；苦温燥湿，能健脾化浊；芳香辟浊，能驱四时不正之气。对寒湿外郁经络的风寒湿痹、湿浊内困脾胃的胸腹胀满、泄泻等，都有疗效。有明目功用，可治夜盲。

日常用量：3～9克。

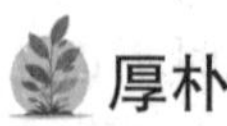厚朴

【性味】性温，味苦、辛。

【归经】归肺、胃、大肠经。

【功效】燥湿消痰，下气散满。本品辛温燥湿散结，苦能下气行滞，以行气滞、散实满、燥湿除胀为长。多用于食积气滞、胸腹胀满、大便燥结、呕吐泻痢。取其燥湿消痰作用，可治痰饮喘咳。

日常用量：3～10克。

白蔻仁

【性味】性温，味辛。

【归经】归肺、脾、胃经。

【功效】温中化湿，行气开胃。本品辛能行气，温可散寒化湿，为暖脾胃、化湿浊、行气止呕止痛之品。常用于胃气不和的胸腹胀满、呕吐嗳气、食欲不振及胃脘时痛且胀者。

日常用量：3～6克。

砂仁

【性味】性温，味辛。

【归经】归脾、胃经。

【功效】温中开胃，行气消食，安胎。本品辛温行气宽中，芳香醒脾开

胃，为脾胃虚寒气滞之脘腹胀满、食积不消、呕吐、泻痢的常用药。因有理气醒脾的作用，故有安胎气的效能。

日常用量：3～6克。

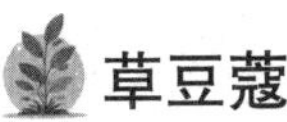

草豆蔻

【性味】性温，味辛。

【归经】归脾、胃经。

【功效】健脾燥湿，温中止呕。本品辛温能散寒湿，芳香能快脾胃，且有行气开郁作用。多用于脾胃气机不畅、寒湿内盛的胃寒腹痛、脘腹胀满、呕逆等症。

日常用量：3～6克。

草果

【性味】性温，味辛。

【归经】归脾、胃经。

【功效】逐寒，除瘴，截疟，化浊，祛痰。本品辛温燥烈，既逐寒燥湿祛痰，又辟疫截疟，尤以化脾胃湿浊为专长。

日常用量：3～6克。

利水渗湿药

利水渗湿药又叫利尿药，是以通小便、利水湿为主要作用的药物。

本类药物又分淡渗药和通利药两类。淡渗药性多甘淡平缓，作用中和；通利药性多苦寒通利，作用较强（逐水药其性烈有毒，作用猛峻，能使水饮从二便排出，属攻下范围）。临床须根据具体病症相互配用，以增强疗效。

水湿为病，由于发病原因与水湿停蓄部位不同，分内湿与外湿：外湿多因淋雨涉水，居处潮湿，致湿邪侵犯肌表经脉。治疗需用利水渗湿药，同时要配宣达疏散药以祛风解表，或宣通经络，或芳香宣化。内湿多因恣食生冷肥甘、嗜酒而致内生湿浊，或由情志所伤，或劳逸不当，以致脏腑功能失常，使肺不能通调水道，脾失健运，肾失温化，三脏相互影响而致水湿停留。治疗既需渗湿利水药，又需佐以理气药以舒畅气机，并随证情的不同，应各有侧重：属热者宜清热利湿；属寒者宜温阳化水；属湿浊阻滞者，宜燥湿化浊。此外，还须根据水湿为患表现病症的不同，如水肿、淋浊、小便不利、痰饮、发黄、湿温、痹痛等，随症选用有专功的药物。

渗湿利水药久用或重用均有伤阴之弊，对阴虚病人及年老、体弱、孕妇均宜慎用。

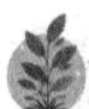茯苓（附：白茯苓、赤茯苓、茯神）

【性味】性平，味甘。

【归经】归心、肝、脾、肾、胃经。

【功效】渗湿利水，补脾宁心。本品甘平补益，淡可渗利。取其补益功用，可补脾宁心；取其淡渗效力，可利水消肿。为治疗心脾虚弱所致的心悸少寐、脾虚湿滞的水肿、小便不利及泄泻痰饮等的常用药物。

日常用量：10～15克。

附：本品除去外皮，其内呈白色者，为白茯苓，偏于补益；内部色淡红者，为赤茯苓，偏于渗利；白茯苓中穿有松根部分，为茯神，以养心宁神为主；茯苓的黑褐色外皮为茯苓皮，有利水消肿作用，常用于水肿腹胀。多与桑白皮、大腹皮配用，效果较好。

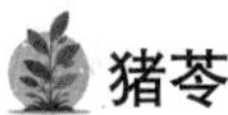猪苓

【性味】性平，味甘。

【归经】归肾、膀胱经。

【功效】利水渗湿。本品甘淡性平，专主渗泄，能通利水道，为治淋浊尿闭、小便不通、水肿胀满、脚气浮肿及泄泻的常用药。

日常用量：6～12克。

泽泻

【性味】性寒，味甘。

【归经】归肾、膀胱经。

【功效】渗湿利尿，泄热。本品甘淡渗利，能通小便；甘寒泄热，能泄肾与膀胱之火。为治小便不利、水肿胀满、湿热下注、泄泻、尿少及停饮眩晕之品。

日常用量：6～10克。

车前子（附：车前草）

【性味】性寒，味甘。

【归经】归肾、肝、肺、膀胱、小肠经。

【功效】利水通淋，渗湿止泻，清热明目，祛痰止咳。本品甘寒滑利，性偏渗泻，为渗湿利水的常用药，多用于湿热淋浊、泄泻及水肿、

妇女白带等。以其有清热明目效能，可用于肝火目赤涩痛，或肝肾不足所致的目暗昏花、迎风流泪。此外，还有化痰止咳作用，可用于治痰热咳嗽。

日常用量：9～15克。

附：车前草即车前子籽粒未成熟之前的全草，性味功能与车前子相似，利尿作用相同，多用于通淋利尿。但其偏于凉血解毒，又常用于治衄血、尿血、皮肤疮毒等症，鲜品可治热痢。近有降低血压之说。据现代医药研究，本品含有车前子碱及车前烯醇酸、琥珀酸、腺嘌呤、胆碱、维生素A、维生素B_1等，有利尿作用，可增加尿素、氯化物、尿酸的排泄量，且可抑制痢疾杆菌、皮肤真菌的生长。

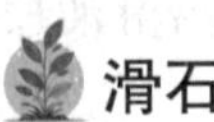滑石

【性味】性寒，味甘。

【归经】归胃、膀胱经。

【功效】利尿渗湿，清热解暑。本品甘淡性寒，质重而滑，淡能渗湿，寒可清热，质重能降，滑可利窍。为夏日伤暑烦渴、身热尿赤、尿血、尿闭及淋浊涩痛、湿热下注之水肿、泄泻的常用药。外用可治皮肤湿疮等。

日常用量：10～20克。

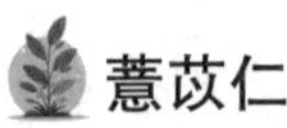薏苡仁

【性味】性微寒，味甘、淡。

【归经】归脾、胃、肺经。

【功效】健脾补肺，利湿清热。本品甘淡微寒，既能渗利，又能清热，且有健脾补肺的功效。凡脾湿泄泻、食少、水肿、脚气、小便不利及肺痈、肠痈、风湿痛都宜用。但生用利湿热较好，炒用止泻痢较佳。

日常用量：10～15克。

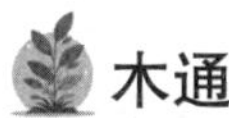

木通

【性味】性寒，味苦。

【归经】归心、肺、小肠、膀胱经。

【功效】利尿泻火，通经下乳。本品苦寒降泄，清热利窍，善清心与小肠之火，导湿热下行，并有通经脉、利关节、下乳的功效。常用于心火亢盛或湿热下注膀胱所致的小便短赤、淋涩热痛、心胸烦热及水肿脚气、湿热痹痛、经闭不通、乳汁不下等症。

日常用量：3～6克。

通草

【性味】性寒，味甘、淡。

【归经】归肺、胃经。

【功效】清热利水，通气下乳。本品甘淡渗泄，性寒而降，通气上达而行乳汁，引热下降而利小便。可用于水肿、湿温尿赤、淋病、尿闭及乳汁不下等症。用朱砂拌用，有清心安神的功效。

日常用量：3～5克。

灯心草

【性味】性微寒，味甘、淡。

【归经】归心、肺、小肠经。

【功效】清心火，利小便。本品寒可清热，淡能渗利，有导心、肺之火下行从尿而出的功效。为治心火尿赤的常用药，且能除热痛的心烦、口渴。

日常用量：1～3克。

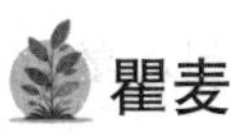

瞿麦

【性味】性寒，味苦。

【归经】归心、小肠经。

【功效】清热利尿，破血通经。本品苦寒降泄，能清心与小肠之火而利尿，又有破血通经作用。适用于小便不利、尿闭、小便涩痛、淋病尿血及经闭不通。

日常用量：9～15克。

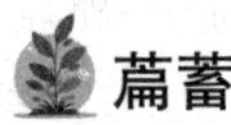

萹蓄

【性味】性平，味苦。

【归经】归肺、膀胱经。

【功效】清热通淋，利尿杀虫。本品苦能清热，功专利水，且有杀虫止痒的效能。常用于小便不利、淋涩疼痛，以及皮肤湿疹、妇女阴痒、男子阴囊湿疹等。

日常用量：9～15克。

冬葵子

【性味】性寒，味甘。

【归经】归大肠、小肠经。

【功效】利尿通淋，下乳，滑肠。本品性寒质滑，通窍润下，上能通乳消肿，下能利尿通便。适用于热淋涩痛、小便不利、大便不通及乳汁不通等症。

日常用量：3～9克。

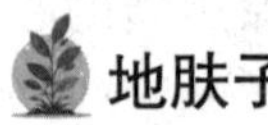

地肤子

【性味】性寒，味甘、苦。

【归经】归膀胱经。

【功效】清湿热，利小便，止痒。本品苦寒降泄，有清热化湿利尿的功效，常用于小便不利、淋症、脚气水肿等。取其祛湿止痒作用，可用于治疗湿疹、阴囊湿痒、皮肤湿疮、疥癣瘙痒等症。

日常用量：9～15克。

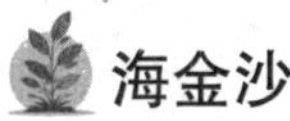

海金沙

【性味】性寒，味甘。

【归经】归小肠、膀胱经。

【功效】清热利尿，通淋排石。本品甘淡利尿，甘寒清热，善清膀胱、小肠血分湿热，有利尿通淋、清湿热、化结石的效能。为治热淋、石淋、膏淋、血淋、尿涩作痛及尿闭的常用药。

日常用量：6～15克。

金钱草

【性味】性微寒，味甘、咸。

【归经】归小肠、膀胱、肝、胆经。

【功效】清热利胆，通淋排石。本品甘淡渗利，咸能软坚，寒可清热，长于利胆通淋，多用于肝、胆、肾、膀胱结石症，以及黄疸等症。

日常用量：15～60克。

虎杖

【性味】性平，味苦。

【归经】归肝、胆、肺经。

【功效】清热，解毒，利湿，化痰，通经止痛。本品历代诸家释述各具慧眼，如《本草述》曰："其行血似与天名精类，其疗风似与王不留行类，第前哲多谓其最解暑毒，是则从血所生化之原以除结热，故手厥阴之血脏与足厥阴之风脏，其治如鼓应桴也。"本品祛风利湿、破瘀、通经、清热、解毒、止咳、化痰等功效，临床均有一定的疗效。常用于治疗风湿痹症、跌打损伤、闭经、湿热黄疸、传染性肝炎、淋浊带下、肺热咳嗽、肺炎、烫伤、痈肿疮毒、骨髓炎、毒蛇咬伤及胆结石等症。

日常用量：9～15克。

温里药

温里药又叫祛寒药，是以温中散寒及温肾回阳为主要作用的药物。用于脾阳虚弱、寒湿内盛，或外感寒湿内侵而致脾胃虚寒，出现呕逆泻痢、胸腹胀满冷痛、食欲不佳者，并常与健脾益气药同用，或随症佐以行气散寒，或和胃降逆，或消积除满药等。肾阳虚损，元气衰微，以致阴寒内生而出现恶寒、口鼻气冷、下利清谷，甚至手足厥冷、脉微欲绝的亡阳症状者，应选用温补肾阳、回阳救逆药物，并常与益气健脾药同用，或酌情选配养心宁神，或活血养血药等。若脾肾阳气素虚，再外感风寒者，须与解表散寒药同用。若在炎热季节，或对失血阴虚患者，用量不宜大。

本类药物辛温燥烈，有耗散阴液之弊，故对阴虚素体火旺、热病者忌用。

附子

【性味】性大热，味辛。有毒。

【归经】归心、肾、脾经。

【功效】补火回阳，散寒湿，止疼痛。本品辛温燥烈，回阳救逆之力最强，为峻补元阳、温经散寒的要药。在脏腑能补命门真阳、暖脾胃、温心阳而通血脉；在经络能温经散寒止痛；入补气药能温补散失之元阳；入补血药能温养营血之不足；与发散药同用，能温腠理，可祛在表之风寒；入温阳药能暖下元，祛在里之寒；阴盛阳衰者用之，有“益火之源，以消阴翳”的功效。尤其长于回阳救逆。

日常用量：3～15克。

干姜

【性味】性热，味辛。

【归经】归心、肺、脾、胃、肾经。

【功效】温中回阳，化痰止咳。本品辛热，专长温中，善除里寒，为治脾胃虚寒之吐泻、腹痛的要药。取其温肺散寒作用，有化饮止咳效能。此外，亦有回阳救逆的功效。常用于下利清谷、四肢厥冷、脉微欲绝者。炒用能温经止血，可用于性属虚寒的便血、崩漏等出血疾病。

日常用量：3～10克。

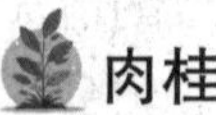

肉桂

【性味】性热，味辛、甘。

【归经】归肝、肾经。

【功效】温阳助火，散寒止痛。本品辛甘而热，补肾火，温脾胃，且可通脉散寒止痛。对肾阳不足而致的虚阳上浮、上热下寒者，有引火归元的功效。古有“入阳药即汗散，入血分即温行，入泄药即渗利，入气分即透散”之说。常用于肾阳不足的腰膝酸楚、肢冷、阳痿、虚寒腹痛、腰痛、疝痛、痛经及阴疽不溃或已溃而脓出不畅等症。

日常用量：1～5克。

吴茱萸

【性味】性大热，味辛、苦。有小毒。

【归经】归脾、胃、肝、肾经。

【功效】温中散寒止痛，疏肝下气止呕。本品辛开苦降，性偏燥烈，既温胃暖肝，又能开郁结、降寒浊上逆。为散寒止呕、止痛的常用药，可用于治胃痛、腹痛、疝气、呕吐、泄泻、反酸等症。

日常用量：2～5克。

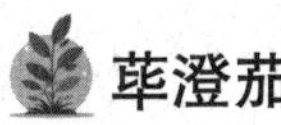

荜澄茄

【性味】性温，味辛。

【归经】归脾、胃、肾、膀胱经。

【功效】温中降逆，健脾止痛。本品辛能行散，温可祛寒，功能暖脾肾，行气滞，尤以治呕之功较胜。可用于脘腹胀痛、呕吐、泄泻及下焦虚寒之小便不利、尿频、浑浊及寒疝等症。

日常用量：1～3克。

小茴香

【性味】性温，味辛。

【归经】归肝、肾、脾、胃经。

【功效】温中散寒，行气止痛。本品辛温行散而能理气散寒止痛，气味芳香而能醒脾开胃进食，尤能温肝肾而除下焦寒湿。常用于寒邪内盛的小腹冷痛、寒疝、小便不利及脾胃虚寒的脘腹胀满、疼痛、呕吐、泄泻等。

日常用量：3～6克。

丁香

【性味】性温，味辛。

【归经】归脾、肺、胃、肾经。

【功效】温中降逆，助阳散寒。本品辛散温通，能暖脾胃、快气机而散寒止痛，并能降浊气之上逆，为止虚寒呃逆的要药。多用于止呃逆、虚寒腹痛及呕吐泄泻，且有温肾助阳功效，可用于阳痿、女子阴中寒冷及虚寒腰痛等。

日常用量：1～3克。

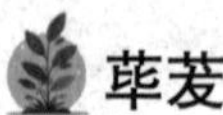

荜茇

【性味】性大温，味辛。

【归经】归胃、大肠经。

【功效】温中散寒，下气止痛。本品性大温，功善温散止痛，为除肠胃寒冷的专药，更善祛大肠寒邪。多用于治冷气呕吐、脘腹满痛、水泻及头痛、牙痛、鼻渊等症。

日常用量：1～3克。

高良姜

【性味】性温，味辛。

【归经】归脾、胃经。

【功效】温中散寒，行气止痛。本品温能暖中散寒，辛可行气止痛，尤善治胃寒痛，并能止胃寒、呕吐、噫气。

日常用量：3～6克。

理气药

理气药是以调理人体气机为主要作用的药物，分行气、破气、降气和补气四类。补气药列入补益药内，行气与破气药是根据治疗气滞郁结程度的不同而划分的。

本类药物应用较广，凡补益、活血、祛湿、化痰、消导、泻下等法都宜适当配以理气药，以疏畅气机、增强疗效。

行气药有行气解郁之功，多用于气滞所致的脘腹胀满、嗳气吞酸、呕恶不欲食及肝气郁滞的胸胁胀痛、疝痛、痛经、月经不调等。

破气药有消积破结之功，多用于气结胸腹痞满胀痛等实证。

降气药有降逆平喘、止呕止呃之功，适用于肺气上逆、痰涎壅盛、肾不纳气的喘咳，胃气上逆的呕吐、呃逆等症。

本类药物性多辛散香燥，易耗气伤阴，故气虚、阴虚津亏患者应慎用。若气滞兼有气虚证，应配补气药；气郁兼有阴虚者，则应配以养阴药。

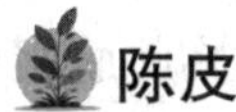陈皮

【性味】性苦，味辛。

【归经】归脾、肺经。

【功效】理气健脾，燥湿化痰。常用于治疗脾胃气滞、湿阻之胃脘腹胀满、食少吐泻，呕吐，呃逆，湿痰寒痰，咳嗽痰多，胸痹。

日常用量：3～10克。

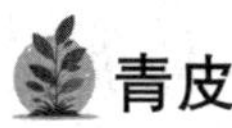青皮

【性味】性温，味苦、辛。

【归经】归肝、胆、胃经。

【功效】疏肝破气，消积化滞。本品辛温散结，苦泄沉降，既能疏肝破结，又能消积止痛，为疏肝导滞的药物。常用于治肝气郁滞的胁痛、疝气、乳痈及食积不消的胸腹胀痛、气逆等症。

日常用量：3～10克。

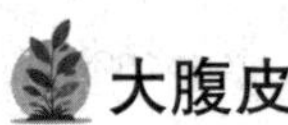

大腹皮

【性味】性微温，味辛。

【归经】归脾、胃经。

【功效】下气宽中，利气消肿。本品辛温质轻，性善行气导滞，除胀利水。常用于食滞气阻所致的胸腹痞满、大便秘结及水湿内停所致的水肿腹胀、脚气等。

日常用量：5～10克。

香附

【性味】性平，味辛、微苦、微甘。

【归经】归肝、三焦经。

【功效】理气解郁，调经止痛。本品辛甘微苦、能散能降、性平不偏寒热，善理肝经气滞，尤为调经良药。对肝郁气滞所致的胸胁脘腹胀痛、月经不调、痛经，均有较好疗效。

日常用量：6～10克。

木香

【性味】性温，味辛、苦，气芳香。

【归经】归肝、胃、脾、大肠经。

【功效】行气止痛，健脾消食。本品辛散苦降，芳香燥湿，能理三焦之气，尤善行脾胃气滞。为行气止痛的常用药，并有健脾消食作用。多用于气滞所致的胸腹胀痛、呕吐、下痢后重及食积脘腹痞满、呕逆、反胃、食欲不振等。

日常用量：3～6克。

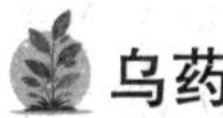

乌药

【性味】性温，味辛。

【归经】归脾、胃、肺、肾经。

【功效】顺气降逆，散寒止痛。本品辛温开通，理气散寒止痛，尤善温散下焦寒湿，治气逆寒郁的疝气、少腹胀痛、小便频数及月经痛，并用于气逆所致的腹满痞胀、反胃等症。

日常用量：6～10克。

沉香

【性味】性温，味辛、苦。

【归经】归脾、胃、肾经。

【功效】降气平喘，温中止痛。本品辛苦芳香，性温质重。在上醒脾、祛湿浊、行气止痛，可治痞胀腹痛、吐逆；在下降气纳肾，可治肾之虚寒气逆喘急，为降气的主药。

日常用量：1～5克。

檀香

【性味】性温，味辛，气芳香。

【归经】归脾、胃、肺经。

【功效】理气、温中、止痛。本品味辛香，走而不守，善调膈上诸气，为芳香理气、散寒止痛之良品，并能温中降逆止呕，常用于寒凝气滞、脘腹冷痛、噎膈、呕吐等症。

日常用量：1～3克。

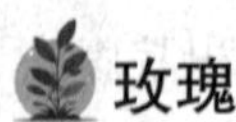

玫瑰花

【性味】性温，味甘、微苦。

【归经】归肝、脾经。

【功效】理气解郁，和血行血。本品甘温气香，作用和缓而不燥烈，入气分善能行气解郁，入血分能和血柔肝，为疏理肝脾的常用药，可治肝胃不和之胸膈胀痛、恶心呕吐、月经不调等。且有辟浊和中之功，亦可用于泄泻、痢下、赤白带下、乳痈、肿痛等症。

日常用量：3～6克。

柿蒂

【性味】性温，味苦、涩。

【归经】归胃经。

【功效】温中下气，止呃。本品苦温善能降逆下气，为降逆止呃的要药，多用于胃寒呃逆。对胃热所致的呃逆，取其降逆止呃的专功。与清泄胃热药同用，兼能降逆止呕。其味涩，并有敛肺止咳的作用，常用于治疗久咳。

日常用量：5～10克。

化痰止咳药

化痰止咳药是以清除痰涎、制止咳嗽为主要作用的药物。

痰与咳喘在病理上密切相连，肺中有痰必然引起咳嗽，咳嗽又可导致生痰，故化痰药能使痰去而咳嗽自止，止咳药又多兼有化痰作用，两者一般不截然分开。但化痰药除用于咳嗽、气喘等肺的病症外，还常用于顽痰引起的癫痫惊厥等病症。

外感、内伤都可引起咳嗽、痰喘，治疗时须根据具体证情恰当选药与配伍。止咳化痰药一般可分三类：温化寒痰药，多用于外感风寒、寒痰、湿痰所致的咳嗽、气喘；清热化痰药，多用于外感风热、燥痰、热痰所致的咳嗽、气喘；止咳平喘药，多用于肺气壅滞、宣通肃降不利的咳嗽气急、气喘的病症。在配伍方面，根据证情，属外感者应配以辛温或辛凉解表药，属寒者应配以辛温祛寒药，属热者应配以苦寒泻热药，属燥者应配以甘润滋燥药，属阴虚者应配用甘寒养阴药，属气虚者应配用甘温补气药，等等。但以咳喘为主的病症，多因肺气壅滞上逆所致，须配用宣畅肺气的理气药物；以痰浊为主的病症，多因脾的运化机能失常，湿浊内蕴成痰，故须配用健脾燥湿化痰的药物。

对咳嗽而咯血时，不宜用燥烈化痰药，以防引起大量咯血。对麻疹初起，虽有咳嗽症状，亦不宜用温燥化痰与敛气药，以防影响麻疹的诱发。

◎温化寒痰药

温化寒痰药多辛苦性温，具有燥湿化痰作用，适用于寒痰、湿痰见咳喘、痰多稀薄等症状者，以及湿痰中阻的痞满，湿痰痹阻经脉的肢节疼痛，阴疽流注等病症。临床常与健脾温肾、理气、渗湿药相配，以助其化痰效力。

本类药物作用较为强烈，对热痰与咯血者不宜用。

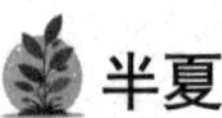半夏

【性味】性温，味辛。有毒。

【归经】归肺、胃经。

【功效】降逆止呕，燥湿化痰，消痞散结。本品辛散降逆，温燥化痰，为和脾胃降逆化痰的要药。尤其降逆功效较好，长于止呕吐。燥可去湿而善治湿痰，辛散能通而消散痞结。常用于气逆湿阻的呕吐、恶心、痞满，气逆痰郁的咳嗽、吐痰等症。但生用毒性剧烈，姜炙偏于止吐，矾炙偏于化痰，制成曲能化痰消食。

日常用量：3~9克。

白附子

【性味】性温，味辛、甘。有毒。

【归经】归胃经。

【功效】祛风化痰，散寒止痛。本品辛温升散，其性燥烈，逐风痰、祛寒湿、通经络、解痉，并能引药上行，尤以治风痰为佳。多用于头面风痰的头痛、口眼㖞斜、破伤风及抽搐等症。

日常用量：3~6克。

旋覆花

【性味】性微温，味苦、辛、咸。

【归经】归肺、大肠经。

【功效】降气止逆，消痰行水。本品苦降辛温通散，故能下气散结、行水消痰，为降气祛痰、止呕逆、除噫气的药物，长于治痰饮痞结、

呕逆噫气等症。

日常用量：3～9克。

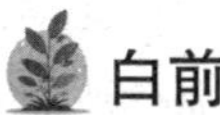白前

【性味】性微温，味辛、苦。

【归经】归肺经。

【功效】降气，下痰，止咳。本品微温不燥，专能降气止咳，尚有“气顺则痰自消”之说，故凡肺气壅实、咳嗽痰多者，不拘寒热，均可用。

日常用量：3～10克。

◎清热化痰药

清热化痰药多辛甘苦寒，具有清热、润燥、化痰作用。适用于热痰、燥痰为病见咳喘、吐痰黄稠不利等症状者，以及痰热壅盛所致的癫痫、惊厥等。临床常与苦寒泻火、甘寒润燥及清热镇痉药相配，以助其效力。

本类药物性偏寒凉，对湿痰、寒疾之证不宜用。

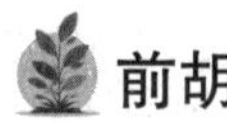前胡

【性味】性微寒，味苦、辛。

【归经】归肺、脾经。

【功效】散风清热，降气化痰。本品辛能宣肺散风，苦能降气祛痰，性寒能清热。为治外感风热及痰火郁肺所致的咳嗽、气喘吐痰黏稠的常用药。

日常用量：3～10克。

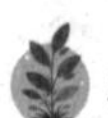桔梗

【性味】性平，味苦、辛。

【归经】归肺经。

【功效】宣肺解表，祛痰排脓。本品辛散苦泄，外浮上行，能开肺气、消郁结，有解表、利咽、止咳祛痰、托疮排脓的功效。常用于咳嗽痰多、咽痛、失音、胸闷、肺痈吐脓及痈疽脓出不畅等，并有载诸药上行的效能，常作引经药，用于人体上部的疾病。

日常用量：3~10克。

栝楼

【性味】性寒，味甘。

【归经】归肺、胃、大肠经。

【功效】润肺宽胸，清热涤痰。本品甘寒滑润，清热润燥，宽胸散结，下气涤痰，又有润肠通便作用。多用于治痰热咳嗽、吐痰黏稠色黄、咳吐不利、便干、消渴等症。栝楼皮质轻力薄，偏于宽胸利气、润燥化痰；栝楼仁质润，润燥涤痰、滑肠通便。

日常用量：9~15克。

川贝母

【性味】性微寒，味苦、甘。

【归经】归心、肺经。

【功效】清热化痰，开郁散结。本品清热润肺，化痰止咳，散结消痈。常用于肺热燥咳、痨嗽吐血及痈疮肿毒等症。

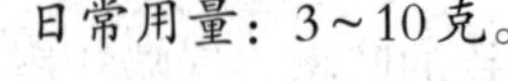
日常用量：3~10克。

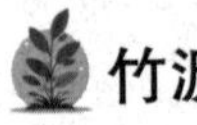竹沥

【性味】性寒，味甘。

【归经】归心、肺、胃经。

【功效】清热化痰，镇惊除烦。本品性味甘寒能清热，质滑利能开痰，故有清热除烦、祛痰利窍、镇惊透络作用。可用于痰热蒙闭心窍及中风痰壅昏迷等。为开窍涤痰的要药。

日常用量：30～50毫升。

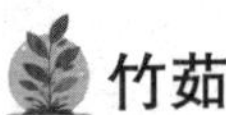

竹茹

【性味】性微寒，味甘、淡。

【归经】归肺、胃经。

【功效】清热化痰，止呕。本品甘寒清热，甘淡和胃，既能清肺胃郁热，又能祛痰火扰攘，为清虚热烦渴、止呕吐、吐衄的常用药，尤以止呕为佳。常用于热病伤津的呕吐及痰火内扰的虚烦不寐等。

日常用量：5～10克。

胖大海

【性味】性微寒，味甘、淡。

【归经】归肺、大肠经。

【功效】开肺清热，清肠通便。本品甘淡微寒，能开肺气、清痰热，多用以治疗咽痛、音哑，兼能清燥通便。

日常用量：2～3枚。

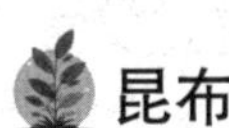

昆布

【性味】性寒，味咸。

【归经】归肝、胃、肾经。

【功效】清热散结，软坚消痰。本品消痰软坚散结，利水消肿，功用同海藻相似，而效力较强。为瘿瘤、痰火结核的常用药。

日常用量：6～12克。

◎止咳平喘药

止咳平喘药大都具有肃降肺气作用，长于止咳嗽气喘。可用于寒热虚实各种不同性质的咳嗽、气喘，但须根据每味药性质的寒热温凉，遵循辨证施治的原则，随症选药配用温清补润等剂。一般不单纯使用止咳或平喘药。

杏仁

【性味】性温，味苦、微辛、甘。有小毒。

【归经】归肺、大肠经。

【功效】止咳定喘，下气润肠。本品苦温降泄，辛甘质润，性虽温而不燥，长于降气止咳，兼能祛痰定喘，可用于风寒、风热及各种原因引起肺气宣降不利的咳嗽、气喘。从其降气质润而有润肠通便的功效，可用于肠燥便秘之症。

日常用量：5～10克。

紫菀

【性味】性温，味辛、苦。

【归经】归肺经。

【功效】化痰止咳。本品辛散苦泄，性温而质润，故虽温而不燥烈，有化痰、降气、止咳的功效。对咳嗽不拘寒热或新病久病，都可用。

日常用量：5～10克。

款冬花

【性味】性温，味辛、苦。

【归经】归肺经。

【功效】下气、化痰、止咳。本品辛散苦降，温润不燥，功效同紫菀，而止咳效力较强，凡气逆咳喘，不拘寒热虚实，都可使用。对肺寒痰多咳甚者，更为适宜。

日常用量：5～10克。

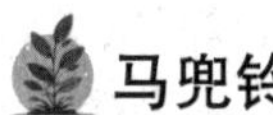

马兜铃

【性味】性寒，味苦、微辛。

【归经】归肺、大肠经。

【功效】清肺下气，止咳平喘。本品苦寒降泄，质轻入肺，有清肺热、降肺气、止咳平喘的功效。多用于肺热咳嗽、气喘、痰壅等症，对肺虚久嗽、痰中带血者，可与补肺养阴药同用，并有清肠热、消疮痔肿痛的功效。

日常用量：3～9克。

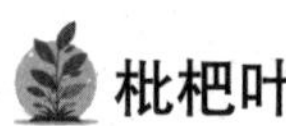

枇杷叶

【性味】性平，味苦。

【归经】归肺、胃经。

【功效】清肺止咳，和胃降逆。本品苦平泄热，长于降逆。降肺气能消痰止咳，降胃气能止呕止呃逆，故多用于肺热气逆的喘咳、胃热伤津的呕吐。对热病咳喘兼有呕吐者更适宜。

日常用量：6～10克。

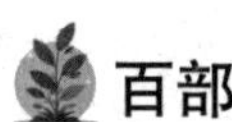

百部

【性味】性微温，味甘、苦。有小毒。

【归经】归肺经。

【功效】润肺止咳，灭虱杀虫。本品甘苦温润不燥，能润肺气、止咳嗽，对寒热新旧咳嗽都可用。但多用于小儿顿咳、风寒久嗽，尤为治肺痨咳嗽的要药。有杀虫效能，多外用煎洗灭头虱、体虱、阴虱等。

日常用量：3~9克。外用适量。

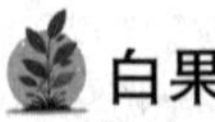白果

【性味】性平，味甘、苦、涩。有小毒。

【归经】归肺、肾经。

【功效】敛肺定喘，止带，缩尿。本品性平味涩、功专收敛，既能敛肺定喘，又可涩肠、止带、缩小便。为定痰喘、止带浊的常用药，可治咳嗽痰喘、小便频数、带下赤白、遗精淋浊、腹泻等症。

日常用量：5~10克。

理血药

理血药是以调理人体血分为主要作用的药物，分活血祛瘀、止血、凉血、补血四类。凉血、补血药分别列入清热药和补益药中阐述，本节只介绍活血祛瘀和止血药两类。

◎活血祛瘀药

活血祛瘀药是以疏通经脉、活血祛瘀为主要作用的药物。据其作用所偏，又可分祛瘀、活血和消肿排脓三种：祛瘀药兼有止痛效能，适用于跌打损伤、瘀肿疼痛及体腔内瘀血肿块；活血药有通经作用，适用于瘀血所致经闭、经痛、月经不调及产后瘀血腹痛等症；消肿排脓药适用于疮疡脓肿、疮疡未溃等症。

气行则血行，血凝往往气滞，气滞又可导致血凝，故应用本类药物时常配理气药，以增强其活血祛瘀的效能。

本类药物对血虚无瘀及孕妇、月经过多者慎用，具有堕胎作用的药物孕妇禁用。消肿排脓药对疮疡溃后不宜用。

川芎

【性味】性温，味辛。

【归经】归肝、胆、心包经。

【功效】活血行气，祛风止痛。本品辛温芳香，性善走散，上行头目，下达血海，既活血又行气，有“血中气药”之称。多用于风邪所致的头痛、风湿痛、月经不调、经痛腹痛、腹中块痛及难产、胞衣不下等症。

日常用量：3～10克。

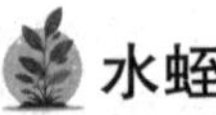水蛭

【性味】性平，味咸、苦。有毒。

【归经】归肝、膀胱经。

【功效】破血，逐瘀，通经。本品咸苦而走血分，功专破血散结通经，且其力较峻，可用于血瘀癥积、折伤瘀结、经闭腹痛、蓄血等瘀血停蓄的疾病。

日常用量：1～3克。

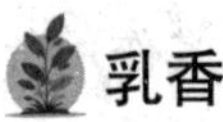乳香

【性味】性温，味辛、苦。气香。

【归经】归心、肝、脾经。

【功效】活血祛瘀，消肿止痛。本品辛散温通，能活血行气，有宣通经络、活血消瘀、止痛的功效，多用于血瘀气滞所致的疼痛、痈疽疮疡、跌打损伤。内服外用，都有疗效。

日常用量：3～5克。

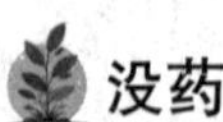没药

【性味】性平，味苦、辛。

【归经】归肝经。

【功效】散血止痛，敛疮生肌。本品辛平芳香、通滞散瘀止痛，而能敛疮生肌。为散瘀行气止痛的要药，多用于瘀血疼痛，如胸胁腹痛、跌打损伤、痹痛及疮疽肿毒等。亦可外用。

日常用量：3～5克。

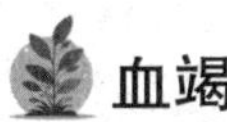血竭

【性味】性平，味甘、咸。

【归经】归肝、心包经。

【功效】活血止痛，敛疮生肌。本品甘咸入血，以活血散瘀止痛为专长，对内伤血聚、跌打损伤、经闭、产后块痛、心腹诸痛都为良药。外用可止血生肌敛口，对恶疮痈疽、创伤伤口不合及金器伤出血亦有良效。

日常用量：1～2克。外用适量。

郁金

【性味】性寒，味辛、苦。

【归经】归心、肺、肝经。

【功效】凉血活血，破瘀行气。本品辛寒行散，苦寒沉降，入血而行气，为凉血、破瘀、解郁的药物。可用于气血不畅所致的胸痛、胁痛、痛经等。更有清心利胆作用，常用于湿热病所致的神倦、胸闷胁痛及肝胆疾患引起的胁肋疼痛等症。

日常用量：3～10克。

姜黄

【性味】性温，味苦、辛。

【归经】归肝、脾经。

【功效】活血行气，破瘀止痛。本品辛散、苦泄、温通，既能破血，又能行气，为活血、通利筋脉、止痛之药物。常用于风湿痹痛、肩背痛及血滞脐腹刺痛等。

日常用量：3～10克。

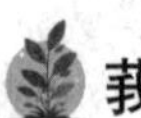莪术

【性味】性温，味苦、辛。

【归经】归肝、脾经。

【功效】行气破血，消积止痛。本品辛温行散，苦温降泄，其功效与三棱相似，而行气消积效力较强。常用于食积不消的痞满胀痛、妇女血瘀腹痛、经闭及癥瘕等症。

日常用量：6～9克。

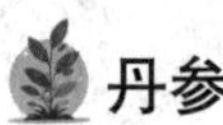丹参

【性味】性微寒，味苦。

【归经】归心、肝经。

【功效】活血调经，凉血消肿。本品苦寒降泄，入血分，清血中郁热而除心烦，泻血中郁热而又活血通经，为血热而有瘀滞的常用药。可用于妇女月经不调、经闭、痛经、疮痈肿毒及心血瘀阻的心烦胸闷、胸痛，以及热病心营被伤的心烦不寐等。

日常用量：10～15克。

泽兰

【性味】性温，味苦、辛。

【归经】归肝、脾经。

【功效】祛瘀，通经，利水。本品苦辛微温，芳香行散，能疏肝脾、散血滞、行水消肿，但其作用平缓。常配理血药治月经不调、经闭，配利水药治身面浮肿。

日常用量：6～12克。

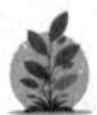红花（附：藏红花）

【性味】性温，味辛。

【归经】归心、肝经。

【功效】活血通经，祛瘀止痛。本品辛散温通，少用和血调血养血，多用行血，过用则血行不止，为行血滞、止疼痛的常用药。凡血滞所致的经闭、痛经、癥瘕腹痛及产后瘀血腹痛多用之。亦用于祛瘀止痛，如血瘀胸痹、关节痹痛、痈疽疮毒、跌打损伤等。

日常用量：3～10克。

附：藏红花为鸢尾科植物番红花的干燥柱头。性平味甘，功同红花，但作用较强。血热毒盛的斑疹用之较多。常用量1～3克，多入丸散剂。据现代医药研究，本品含藏红花苷，有明显的收缩子宫作用。

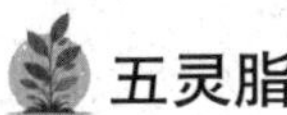

五灵脂

【性味】性温，味甘。

【归经】归肝经。

【功效】祛瘀，通脉，止痛。本品甘缓温通，入肝经血分，有散瘀血、利血脉而止痛的功效，凡血瘀所致的胸腹胁肋痛、经闭、痛经、产后瘀阻诸痛及疝气痛都可用。炒用可化瘀止血，常用于崩漏、月经过多。

日常用量：3～10克。

刘寄奴

【性味】性温，味苦。

【归经】归心、脾经。

【功效】祛瘀通经，止痛。本品苦泄温通，有破瘀通经、止血、止痛之功。常用于血滞胀痛、外伤出血、血瘀及经闭、产后瘀阻疼痛等。外用可止血止痛。鲜品单味外敷可治创伤。

日常用量：3～10克。外用适量。

牛膝

【性味】性平，味苦、酸。

【归经】归肝、肾经。

【功效】活血通络，舒筋利痹。本品苦平降泄，性善下行，对血脉瘀阻所致的经闭、腹部肿块、难产、胞衣不下及闪挫扭伤、风湿痹痛等症都为常用药。以其下行之功，可引火下泄，故又可用于咽喉、齿龈肿痛、口舌生疮及痈疽疮毒。酒或盐水炒用，补肝肾、强筋骨的功效较显著。

日常用量：5～12克。

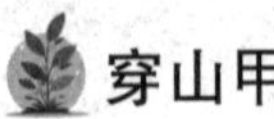

穿山甲

【性味】性微寒，味咸。

【归经】归肝、胃经。

【功效】通经下乳，消肿排脓。本品咸寒入血，性善走窜，功能搜风通络、攻坚排脓、散血消肿，可治脓成将溃的痈疮。有托毒排脓、促进穿溃的功效，故为外科常用药。此外，有透达络脉、消除关节肿痛及下乳之效。用时常以沙炒。

日常用量：5～10克。

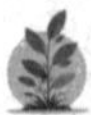

皂角刺（附：皂角子）

【性味】性温，味辛。

【归经】归肺、大肠经。

【功效】溃脓消肿，排脓，杀虫。本品辛散温通，性锐长于攻坚，为痈疮阳证的常用药。脓未成者能消，已成者能溃，已溃者能引脓外出，故对痈疽疮疡、乳痈多用之。

日常用量：3～9克。

附：皂角子为皂荚的种子，性温，味辛。可滑肠通便、开窍祛痰。常用于痰咳，尤以中风痰壅多用。孕妇忌服。

王不留行

【性味】性平，味苦。

【归经】归肝、脾、胃经。

【功效】行血调经，下乳消肿。本品性味苦平，通利凉血，上能行乳汁，下能通经闭，为乳汁不行及乳痈的常用药。对痈疽肿毒，有消肿止痛的功效。

日常用量：5~10克。

桃仁

【性味】性平，味苦、甘。

【归经】归心、肝经。

【功效】破血行瘀，润燥滑肠。本品苦泄，甘缓质润，为破血消瘀的常用药。凡瘀血积滞的经闭、跌打损伤的瘀痛、产后有瘀血块痛，以及血阻脉络关节不利都常用之。以其甘润滑肠，又常用于津枯便闭。

日常用量：5~10克。

◎止血药

止血药是以制止身体内外出血为主要作用的药物，适用于吐血、衄血、尿血、便血、崩漏及创伤出血等。使用本类药物时，应根据出血的各种原因和部位及并发症选药配伍。如血热妄行者，应与清热凉血药同用，以凉血止血；气虚不能摄血者，应与补气和温阳药同用，以温经止血；血瘀未尽者，应与化瘀药同用，以化瘀止血。

部分止血药多炒炭用，以增强其收涩止血效能。但对出血初期和有瘀者不宜用，以免造成瘀弊，反而失去止血效果。

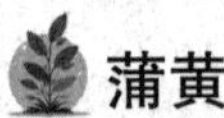 蒲黄

【性味】性平，味甘。

【归经】归肝、心经。

【功效】止血，行血。本品甘缓性平，无寒热偏胜之弊，专长于止血、行血消瘀，对吐血、衄血、咳血、尿血、便血及外伤出血均适宜。用时炒，以增强收涩止血功效。

日常用量：5～10克。外用适量。

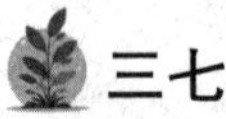 三七

【性味】性微温，味甘、苦。

【归经】归肝、胃经。

【功效】散瘀止血，消肿定痛。本品苦温散泄而能消瘀定痛，甘温调血而能活血止血。以其消瘀行血止血作用，为止血要药，可用于一切出血疾病。

日常用量：3～9克。外用适量。

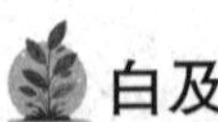 白及

【性味】性微寒，味苦、涩。

【归经】归肺经。

【功效】收敛止血，补肺生肌。本品苦寒质黏而涩，功善止血，又可敛疮消肿生肌。为肺、胃出血的良药，亦用于痈疽疮毒及水火烫伤。

日常用量：6～15克。研末冲服3～6克。外用适量。

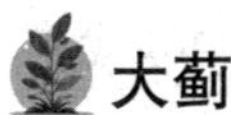

大蓟

【性味】性凉，味甘、苦。

【归经】归肝、脾、肾经。

【功效】凉血止血，破瘀消肿。本品甘凉能清热解毒，苦凉能凉血止血，且有破瘀作用。此外，尚有消肿、利尿效力，多用于热证出血疾患。

日常用量：9～15克。鲜品30～60克。外用适量。

小蓟

【性味】性凉，味甘。

【归经】归心、小肠、膀胱经。

【功效】凉血止血，破瘀生新。本品甘凉清热，既凉血止血，又有祛瘀生新的功用，且可利尿，多用于尿血。取其清热凉血、破瘀生新作用，亦可用于疮痈肿毒。

日常用量：5～12克。鲜品加倍。外用适量。

地榆

【性味】性微寒，味苦酸。

【归经】归肝、肾、胃、大肠经。

【功效】凉血止血，消肿止带。本品苦寒清热而沉降、酸寒收涩，功效凉血止血，且有消肿止带作用。多用于崩漏、血痢、肠风下血、便血等下焦出血。亦用于消肿止痛，可治疮疡肿毒、水火烫伤。

日常用量：9～15克。外用适量。

槐花

【性味】性凉，味苦。

【归经】归肝、大肠经。

【功效】凉血，止血。本品味苦性凉，能清肝与大肠之火，上治肝火偏旺的头眩目赤及吐血、衄血，下治痔疮、大便下血、尿血、崩漏等。

日常用量：5～10克。止血炒用。

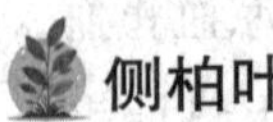

侧柏叶

【性味】性微寒，味苦、涩。

【归经】归肺、肝、大肠经。

【功效】凉血止血，涩带，止咳。本品苦涩燥湿收敛，微寒清热凉血，既治血分湿热的吐血、衄血、尿血、崩漏，又可用于湿热下注的带症，且能治肺热咳喘等。止血多炒用。

日常用量：6～12克。

白茅根

【性味】性寒，味甘。

【归经】归心、肺、胃经。

【功效】凉血止血，清热利尿。本品甘寒，和缓不峻，既能止血，又可利尿，亦有清热生津、解烦渴作用。可用于治吐血、衄血、水肿、黄疸及热病烦渴。近多用于治肾病浮肿。

日常用量：9～30克。鲜品加倍。

血余炭

【性味】性微温，味苦。

【归经】归心、肝、肾经。

【功效】消瘀止血。本品为人发之炭，“发乃血之余”，而得其名。功专止血兼能消瘀，故止血而无停瘀之患，可用于吐血、衄血、便血、血淋、崩漏下血、外伤出血等多种出血症。内服、外敷均有效。

日常用量：5～10克。外用适量。

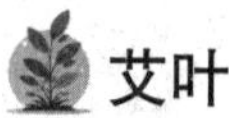艾叶

【性味】性温，味苦、辛。

【归经】归肝、脾、肾经。

【功效】温经散寒，止血安胎。本品苦燥辛散，芳香温通，能散寒湿、理气血、暖胞宫、止血安胎，为妇科要药。炒炭用于各种虚寒出血，如胞宫虚寒的月经过多、崩漏、带下及吐血、便血等，并有温通经络、散寒除湿作用，可用于虚寒腹痛。外洗可治皮肤湿疮。日常用量：3~9克。外用适量。

涌吐药

涌吐药又叫催吐药，是以引起或促使呕吐为主要作用的药物。用于饮食过量停滞于胃而引起的脘腹胀痛，或误食毒物尚未被吸收，或风痰壅盛的中风闭症，或热痰壅结的癫痫等症。

本类药物性多峻烈有毒，用后不仅使胸腔内压发生剧烈变化，还易伤胃气，故在应用本类药物时应详细询查患者是否有肝阳上亢（包括高血压患者）、肺痨（肺结核）、心脏病、动脉硬化、动脉瘤和素有出血疾患等，凡有以上疾病者禁用。孕妇及老年体弱者亦应慎用。

用本类药物呕吐不止者，可服生姜汁或饮冷粥、冷水。此外，还可根据服用的涌吐药进行选药治疗。

用本类药物后，应调理胃气，使胃气恢复正常。

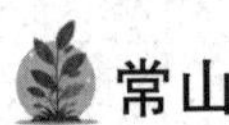

常山

【性味】性寒，味苦、辛。有大毒。

【归经】归肺、心、肝经。

【功效】涌吐痰食，截疟解热。本品辛开上行，苦寒泄热，取其上行开壅作用，可涌吐胸胁痰饮、宿食；取其泄热作用，可治疗疟疾，为治疟的常用药。

日常用量：5～9克。

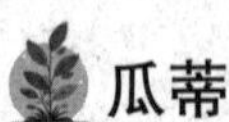

瓜蒂

【性味】性寒，味苦。有毒。

【归经】归胃经。

【功效】涌吐痰食，祛湿退黄。本品味苦性寒，功专涌泄，凡痰涎停膈的癫痫、喉痹、宿食或毒物停聚胃中的急症而体质壮实者都可用。此外，取末吹鼻可治湿热郁蒸的发黄。

日常用量：煎服2.5～5克。散剂0.3～1克。

藜芦

【性味】性寒，味苦、辛。有毒。

【归经】归肺、肝、胃经。

【功效】涌吐风痰，杀虫止痒。本品辛苦性寒，有宣壅导滞效力，专能涌吐风痰；苦寒燥湿，可以杀虫。常用于风痰壅闭的风痫各症。外用可治疗疥癣，恶疮。现代用于治血吸虫病，颇有疗效。

日常用量：内服0.3～0.6克。外用适量。

附录：古今用药度量衡简释

度量衡是计量长度、容积、重量标准的简称。中国统一度量衡始萌于秦，至汉渐成体系。《汉书·律历志》："度者，分、寸、尺、丈、引也，所以度长短也……一为一分，十分为寸，十寸为尺，十尺为丈，十丈为引。""量者，龠、合、升、斗、斛也，所以量多少也……合龠为合，十合为升，十升为斗，十斗为斛。""权者，铢、两、斤、钧、石也，所以称物平施，知轻重也……一龠容千二百黍，重十二铢，两之为两，二十四铢为两，十六两为斤，三十斤为钧，四钧为石。"可见，汉代度、量是十进制；衡以二十四铢为一两，十六两为一斤，三十斤为一钧，四钧为一石。

汉代医著中药物计量多以度量衡为单位（亦有"枚""个"等数量，"鸡子大""弹丸大"等拟量，"把""握"等估量值），包括铢、两、斤、合、升、尺等。由于年代久远，对汉与今之药物分量折算的考证多有难度，且各家考证时所依据的文物不同，结果多不相一致。现代诸家考证，汉代一两等于今之13.75～15.625克。但应注意的是，《伤寒论》中方剂大多煮一遍分为三服（亦有"分温再服""少少温服""温顿服"者），今则多煮两遍分为二服，这对药物分量折算亦有影响。对于汉代容量单位"升"的考证，诸家意见比较一致，即汉之一升约为今之五分之一升（约200毫升）。

此外，古方用量有"刀圭""方寸匕""钱匕""一字"等名称，大多用于散药，实际重量与所测药物质地有关。所谓方寸匕者，陶弘景云："方寸匕者，作匕正方一寸，抄散取不落为度。"钱匕者，一般认为是以汉五铢钱抄取药末，亦以不落为度；半钱匕者，则为抄取一半。亦有学者认为钱匕是表示重量单位，作砝码之用，如章太炎认为："宋人所谓钞五钱匕者，则是开元通宝五钱之重，实非钱匕。”一字者，即以开元通宝钱币（币上有“开元通宝”四字）抄取药末，填去一字之量。刀圭者，乃一方寸匕的十分之一。另有以类比法标记药量之方，如一鸡子黄＝一弹丸＝40桐子＝80粒大豆＝160粒小豆＝480粒大麻子＝1440粒小麻子（古称细麻，即胡麻）。

自汉以降，历代度量衡多有变迁。晋隋唐在汉制铢、两中增“分”，以六铢为一分，四分为一两，即陶弘景所言：“古秤唯有铢两，而无分名。今则以十黍为一铢，六铢为一分，四分成一两，十六两为一斤。”至于古方丸散中所用之分，非指药物重量，而是说明剂量比例。且在此期，权衡古今大小两制同用，大制约为小制（古制）的3倍，目前一般认为唐时医药用量是取小制。宋承唐制，而改铢、分进制为两、钱、分（此分不同于汉之“六铢为一分”之分）、厘、毫的十进位制。《太平圣惠方》中规定：“其方中凡言分者，即二钱半为一分也；凡言两者，即四分为一两也；凡言斤者，即十六两为一斤也。凡煮汤，云用水一盏者，约合一升也；一中盏者，约五合也；一小盏者，约三合也。”宋时逐渐用大制取代小制，如《伤寒总病论》云：“古之三两，准今之一两，古之三升，今之一升。”有学者考证宋时一斤（大制）约为今之634克（一两约为今之40克）。明清度量衡变化不大，据考证其一两约合今之36.2克。

根据中华人民共和国国务院的指示，从1979年1月1日起，中国中医处方用药的计量单位一律采用以“克”为单位的国家标准。兹附十六进制与中国标准计量单位换算率如下：

1斤（16两）＝0.5千克＝500克

1市两＝31.25克

1市钱＝3.125克

1市分＝0.3125克

1市厘＝0.03125克

（注：换算尾数可以舍去）

原方古代剂量并非是度量衡制上的绝对等值换算，切忌以此推算古今剂量之换算标准。读者当以今人临床实际应用为准，不可过于刻求拘泥于古今度量衡折算之剂量。

选自李冀、左铮云主编《方剂学》(略删改)